【画像再構成シリーズ】

圧縮センシング
MRIの基礎

――――[著者]――――

篠原　広行・橋本　雄幸

医療科学社

「圧縮センシング MRI の基礎」に収載の
プログラム，画像表示ソフトウエア Display, Disp3d は
「医療科学社のホームページ」からダウンロードすることができます．

http://www.iryokagaku.co.jp/

本書のプログラムは
ハードウエア：Windows 7 を OS とするコンピュータ
ソフトウエア：Microsoft Visual Studio 2010 日本語版，Microsoft Visual Studio Express 2015 for Windows Desktop
のシステム環境で動作することを確認しています．

【著作権】
本書に関係するプログラムの著作権は著者が所有しています．画像表示ソフトウエア Display, Disp3d の著作権は橋本雄幸が所有しています．

【禁止事項】
プログラム，画像，画像表示ソフトウエアを，権利者の許諾なく複製し，無償・有償を問わず，頒布・貸与，公衆送信（インターネットやファイル交換ソフト等で公開・送信すること，送信可能状態に置くこと等）することはできません．

【免責事項・その他】
著者及び株式会社医療科学社はプログラムを使用したことによって発生した，いかなる損害・障害について一切の責任を負いません．

ソフトウエア名，OS 名は，各メーカの商標または登録商標です．

はじめに

　情報科学において画期的な理論として登場した圧縮センシングは，MRIの新たな高速撮像技術として応用されている．標本化定理はアナログ信号をデジタル信号に変換する際のサンプリングの基準を与え，この基準に従いデジタル化した信号はシンク関数によって復元できることを示した．デジタル信号は離散コサイン変換やウエーブレット変換などの圧縮技術で少ない信号量に圧縮され情報通信等に広く利用されている．標本化定理に従い収集した観測データから復元した原信号の圧縮が可能であるならば，はじめから観測データを少なくして原信号の復元を考えたのが圧縮センシングである．

　圧縮センシングの重要な要素は，1）原信号が非ゼロ成分の少ないスパース性を持つこと，2）ランダムサンプリングにおける雑音の非干渉性，3）非線形処理による原信号の復元である．これらがMRIの撮像と画像再構成において満たされると圧縮センシングMRIが可能になる．MR画像は，画素単位で表される実空間ではMR血管撮影の画像を除きスパース性を持たないが，1）の実現にはウエーブレット変換や画素の差分処理などが利用される．2）は位相エンコードをランダムに間引くことで実現できる．3）には共役勾配法などの最適化法が利用される．このように圧縮センシングMRIを知るには上記3つの知識が必要となる．

　これまで圧縮センシングについては数冊の洋書が発刊されており和書も最近発刊された．また，圧縮センシングMRIの和文解説論文は数編報告されている．これらは圧縮センシングと圧縮センシングMRIを学習する上で役立つ書籍・解説論文であるが，圧縮センシングは難解であるため，1）～3）は紙媒体の学習に加え，実際にプログラムを作成し計算機シミュレーション実験することでより理解が深まる．しかし，これまで圧縮センシングMRIについて，計算機シミュレーション実験を通して学習できるプログラム付きの書籍・解説論文は発刊されていない．そのため，圧縮センシングや圧縮センシングMRIをコンピュータ上で体験された方は一部の研究者に限られている．

　著者らは，MRIを実際に扱う診療放射線技師の方をはじめ，医学物理士，医療関係企業技術者，保健医療系大学学生，理工系大学学生の方などに，新しい概念であり知的好奇心を掻き立てる圧縮センシングを容易に体験していただきたいと思い本書を執筆した．本書の特徴は以下の通りである．

1. 1次元信号，2次元フーリエ変換MRI，3次元フーリエ変換MRIにおけるランダムサンプリングデータからの画像再構成を計算機シミュレーション実験できる30のC言語プログラム，ウエーブレット変換，トータルバリエーションなど5つのC言語プログラムを準備している．
2. C言語開発環境のないパソコンでも30の実験を行えるよう実行プログラムを準備している．
3. 2次元画像表示ソフトウエアDisplay，3次元画像の3断面を表示するソフトウエアDisp3d，1次元信号の実験結果を貼り付け観察用のExcelシートを付し学習しやすい書籍構成にしている．
4. 画像をより見やすくする目的で，書籍に用いた画像をPDF化し，C言語プログラムとともにダウンロードできるようにしている．

謝辞
　本書はJSPS科研費26461832の助成を受けた研究による成果を基に執筆されたものです．
　出版に際し，医療科学社の齋藤聖之，小柳晶子の両氏には大変お世話になりましたことをお礼申し上げます．

2016年5月

篠原　広行　　橋本　雄幸

<画像再構成シリーズ 圧縮センシングMRIの基礎 目次>

第1章　圧縮センシング　　　3

第1節　MRI信号の収集　　　4
(1) 投影再構成（ラジアルスキャン）法・4
(2) 2次元フーリエ変換法・5

第2節　圧縮センシングの用語　　　8
(1) L1ノルム・9
(2) 画像のスパース性・12
(3) k空間のサンプリングと折り返しアーチファクト・18
(4) 部分フーリエ変換法・20
(5) ランダムサンプリングと雑音の非干渉性・20
(6) 点広がり関数と伝達点広がり関数・24
(7) 3次元フーリエ変換MRIのランダムサンプリング・30
(8) ウェーブレット変換・33
　(8.1) 連続ウェーブレット変換・33
　(8.2) 離散ウェーブレット変換・34
　(8.3) 多重解像度解析・36
(9) ウェーブレット変換による閾値処理・43
(10) トータルバリエーション（TV：全変動）・45
(11) 画像再構成式の表記・47

第3節　1次元信号の復元　　　48
(1) 等間隔アンダーサンプリング・48
(2) ランダムアンダーサンプリング・51
(3) L2正則化による信号の復元・54
(4) L1正則化を用いたソフト閾値による信号の復元・55
(5) POCSによる信号の復元・59
(6) 閾値処理による信号の復元・61

第2章　圧縮センシングにおける信号の復元　　　65

第1節　線形観測式　　　65
第2節　共役勾配法　　　67
(1) 勾配法・68
(2) 一定係数の勾配法・70
(3) 共役勾配法・71
(4) 共役勾配法による信号の復元・75

第3節　TV最小化法による信号の復元　　　87
第4節　POCS法による信号の復元　　　87

第3章　計算機シミュレーション実験 …………89

- 〔実験1〕　1次元スパース信号の作成 ………………………………… 89
- 〔実験2〕　雑音を含む1次元スパース信号の作成 …………………… 90
- 〔実験3〕　1次元信号の復元（L2正則化）……………………………… 92
- 〔実験4〕　1次元信号の復元（L1正則化）……………………………… 93
- 〔実験5〕　1次元信号の復元（L1近似関数）…………………………… 94
- 〔実験6〕　等間隔に疎な周波数空間サンプリング …………………… 95
- 〔実験7〕　徐々に間隔を広げる周波数空間サンプリング …………… 97
- 〔実験8〕　ランダムに疎な周波数空間サンプリング ………………… 99
- 〔実験9〕　1次元信号の復元（POCS法）……………………………… 102
- 〔実験10〕　2次元ウェーブレット変換と逆変換（ドベシィ関数）… 104
- 〔実験11〕　多重解像度解析を利用した閾値処理……………………… 105
- 〔実験12〕　2次元ランダムサンプリング ……………………………… 106
- 〔実験13〕　2次元ランダムサンプリングデータからのフーリエ線形画像再構成 … 107
- 〔実験14〕　POCS法による画像再構成（2次元ランダムサンプリング）……… 108
- 〔実験15〕　POCS法による画像再構成（2次元ランダムサンプリングと
ウェーブレット変換）……………………………………………… 112
- 〔実験16〕　1次元位相エンコードのランダムサンプリング ………… 114
- 〔実験17〕　ランダムサンプリングデータからのフーリエ線形画像再構成
（1次元位相エンコード）…………………………………………… 115
- 〔実験18〕　POCS法による画像再構成（1次元位相エンコード）…… 115
- 〔実験19〕　POCS法による画像再構成（1次元位相エンコードと
ウェーブレット変換）……………………………………………… 117
- 〔実験20〕　3次元画像に対する2次元ランダムサンプリング ……… 118
- 〔実験21〕　フーリエ線形3次元画像再構成（2次元ランダムサンプリング） … 119
- 〔実験22〕　POCS法による3次元画像再構成（2次元ランダムサンプリング）… 120
- 〔実験23〕　POCS法による3次元画像再構成（2次元ランダムサンプリングと
ウェーブレット変換）……………………………………………… 121
- 〔実験24〕　2次元ランダムサンプリングのPSF ……………………… 122
- 〔実験25〕　2次元ランダムサンプリングのウェーブレット変換PSF …… 123
- 〔実験26〕　1次元ランダムサンプリングデータから直感的な信号復元 … 124
- 〔実験27〕　TV（Total Variation）を利用したPOCS逐次近似法
（2次元ランダムデータ）…………………………………………… 125
- 〔実験28〕　TV（Total Variation）を利用したPOCS逐次近似法
（1次元位相エンコード）…………………………………………… 126
- 〔実験29〕　TVとWaveletを利用した共役勾配（CG）逐次近似法
（2次元ランダムデータ）…………………………………………… 127
- 〔実験30〕　TVとWaveletを利用した共役勾配（CG）逐次近似法
（1次元位相エンコード）…………………………………………… 129

〔プログラム〕……………………………………………………………………… 131

引用・参考文献・196

索引・198

著者略歴・200

<プログラム一覧>

プログラム名	実験内容
001cs1D_Signal01.c	圧縮センシング（CS）の実験用に1次元スパース信号のテキストデータを乱数によって作成する．0～1の値を順に大きくしてランダムに配置する．
002cs1D_Signal02.c	圧縮センシング用の1次元データを作成する．0から1の値を順に大きくして信号をランダムに配置し，雑音を追加する．
003cs1D_L2norm.c	雑音を含む $K=5$ のデータからL2ノルム正則化によって信号を復元する． （S(y,rd)= 1/(1-rd)*y）
004cs1D_SoftThresh.c	雑音を含む $K=5$ のデータからL1ノルム正則化によって信号を復元する． ソフト閾値処理を利用 （|u| < rd : S(u,rd)= 0） （|u| >= rd : S(u,rd)= (|u|-rd)/|u|*u）
005cs1D_SmoothFunction.c	雑音を含む $K=5$ のデータからL1ノルム正則化によって信号を復元する． L1ノルム近似関数を利用：|x|-slog(1+|x|/s)
006cs1D_FourierSampleUnif.c	周波数空間で等間隔に疎なサンプリングをする．
007cs1D_FourierSampleStep.c	周波数空間で周波数が高くなるにしたがって疎なサンプリングをする．
008cs1D_FourierSampleRand.c	周波数空間でランダムに疎なサンプリングをする．
009cs1D_POCS.c	POCS（Projection Onto Convex Sets）逐次近似法によって信号を復元する．
010cs2D_Wavelet.c	ドベシィの2次元ウェーブレット変換と逆変換をする．
011cs2D_WaveletThresh.c	多重解像度解析を利用して閾値処理をする．
012cs2D_Random2D.c	MRIのデータを2次元でランダムに収集する．
013cs2D_LinearRecon2D.c	2次元でランダムに収集したMRIデータから線形再構成する．
014cs2D_POCS2D.c	2次元でランダムに収集したMRIデータからPOCS逐次近似法により画像再構成する．
015cs2D_POCS2D_Wavelet.c	2次元でランダムに収集したMRIデータからウェーブレット変換を利用してPOCS逐次近似法により画像再構成する．
016cs2D_Random1D.c	MRIのデータを1次元（位相エンコード方向）でランダムに収集する．
017cs2D_LinearRecon1D.c	1次元位相エンコード方向でランダムに収集したMRIデータからの線形再構成する．
018cs2D_POCS1D.c	1次元位相エンコード方向でランダムに収集したMRIデータからPOCS逐次近似法により画像再構成する．
019cs2D_POCS1D_Wavelet.c	1次元位相エンコード方向でランダムに収集したMRIデータからウェーブレット変換を利用してPOCS逐次近似法により画像再構成する．

020cs3D_Random2D.c	MRIの3次元データを2次元位相エンコードでランダムに収集する．
021cs3D_LinearRecon2D.c	2次元位相エンコードをランダムに収集したMRIデータから線形再構成する．
022cs3D_POCS2D.c	2次元位相エンコードをランダムに収集したMRIデータからPOCS逐次近似法により画像再構成する．
023cs3D_POCS2D_Wavelet.c	2次元位相エンコードをランダムに収集したMRIデータからウェーブレット変換を利用してPOCS逐次近似法により画像再構成する．
024psf2D_Random2D.c	2次元k空間ランダムサンプリングのPSFを計算する．
025psf2D_Random2D_Wavelet.c	2次元k空間ランダムサンプリングのウェーブレット変換PSFを計算する．
026cs1D_intuitive.c	ランダムサンプリングデータから直感的に信号を復元する．
027cs2D_POCS2D_TV.c	2次元でランダムに収集したMRIデータからTV（Total Variation）を利用してPOCS逐次近似法により画像再構成する．
028cs2D_POCS1D_TV.c	1次元位相エンコードでランダムに収集したMRIデータからTVを利用してPOCS逐次近似法により画像再構成する．
029cs2D_CG2D_TV_Wavelet.c	2次元でランダムに収集したMRIデータからTVとウェーブレット変換を利用して共役勾配（CG）逐次近似法により画像再構成する．
030cs2D_CG1D_TV_Wavelet.c	1次元位相エンコードでランダムに収集したMRIデータからTVとウェーブレット変換を利用して共役勾配（CG）逐次近似法により画像再構成する．
101io.c	入出力用の関数シリーズ
102statistics.c	統計関係の関数シリーズ（乱数を含む）
103fft.c	高速フーリエ変換（FFT）用の関数シリーズ
104wavelet.c	ウェーブレット変換用の関数シリーズ
105sampling.c	ランダムサンプリング用の関数シリーズ
106tv.c	TV（Total Variation）用の関数シリーズ

【画像再構成シリーズ】
圧縮センシング MRI の基礎

第1章　圧縮センシング
第2章　圧縮センシングにおける信号の復元
第3章　計算機シミュレーション実験

〈第1章〉
圧縮センシング

　画像化したい対象の断面（原画像）を2次元スピンエコー法によって256×256画素で作成する場合，位相エンコードを256回繰り返す必要がありk空間データを収集するのに時間がかかる．圧縮センシング（compressed sensing）[1]～[10] を利用したMRI（圧縮センシングMRI：CS-MRI[11]～[24]）は，少ない位相エンコード数からフルサンプリング（この場合にはエンコード数256）の画質をできるだけ劣化させずに原画像を復元する技術である．k空間の位相エンコードを間引く手法にはハーフフーリエ法が実用化されている．ハーフフーリエ法と圧縮センシングとの違いは，k空間のサンプリングにおいて前者は等間隔に位相エンコードのサンプリングを行うのに対し，後者はサンプリングをランダムに行う．標本化定理によると，原信号の最大周波数がW以下であるとき，$2W$以上の周波数でサンプリングすれば完全再構成ができる．標本化定理に違反したサンプリング（アンダーサンプリング）の観測データには折り返しが生じる．原信号とその複製は区別することができないため，折り返しを生じた観測データから原信号を復元することは不可能である．ところが，圧縮センシングの理論によって，原信号がスパース性（非ゼロ成分の少ない信号や画像）を持つときそのスパース性を利用するとアンダーサンプリングデータからの信号の復元が可能になる．

　MR血管撮影の画像は背景の多くがゼロなので画素単位で表された実空間においてスパース性を持つ．これ以外のMR画像は画素単位の表現ではスパース性を持たないため，ウェーブレット変換や空間差分を利用し別の空間でスパース性を持つようにスパース変換を行うことで，圧縮センシングの適用が可能になる．圧縮センシングMRIは観測データを等間隔にサンプリングするのではなく，2次元フーリエ変換MRIでは直交座標の周波数空間を位相方向にランダムにサンプリングする．ランダムサンプリングが圧縮センシングの特徴であり，このサンプリングによって生じるアーチファクトはガウス雑音（白色雑音）のような様相を呈する．その結果，等間隔サンプリングでは信号と複製の区別が不可能であったのに対し，ランダムサンプリングでは信号復元の問題を雑音除去の問題に置き換えることができる．なお，このときの雑音とは観測データに加わる統計雑音ではなくランダムサンプリングによって生じる信号の漏れである．この信号の漏れが，ガウス雑音のように，周波数空間において低周波数から高周波数の領域に同じ振幅で現れるような様相を呈するという意味である．ランダムサンプリングで生じる雑音は折り返しのように規則的なアーチファクトであってはならず，非干渉性（incoherent）な雑音であることが圧縮センシングを成功させる鍵になる．雑音の非干渉性は点広がり関数のピークとサイドローブの比で評価できる．ラジアルスキャンは周波数空間を極座標状にサンプリングし，直交座標サンプリングに比べ，サンプリングのランダム性が高い．実機のMRIでは不可能であるが，位相エンコードに加え周波数エンコード（読み出し方向）に対してもランダムサンプリングを仮定した2次元サンプリング（疑似2次元サンプリング）はランダム性が高い．

　本章では，はじめにMRI信号の収集について投影再構成法と2次元フーリエ変換法を復習する．次に画像のスパース性，L0ノルム，L1ノルム，ランダムアンダーサンプリング，ウェーブレット変換に

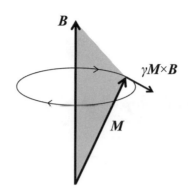

図 1-1 磁化の歳差運動

よるスパース変換，トータルバリエーション（全変動），線形処理による信号（画像）の復元，非線形処理による信号の復元など圧縮センシングの基本的事項について述べる．そして，直交座標サンプリング，疑似 2 次元サンプリングに圧縮センシングを適用し，少ない観測データから原画像の復元が可能なことを示す．

〔第 1 節〕 MRI 信号の収集

(1) 投影再構成（ラジアルスキャン）法

MRI は，NMR（核磁気共鳴）現象を利用した画像再構成システムである．NMR 現象は，**図 1-1** のように一様な静磁場の中で自転するスピンを持った原子核が行う首振り運動という周期運動との共鳴現象と捉えられる．この周期運動の角周波数 ω は，対象の核種が指定されれば，次式のように，静磁場の強度 B に比例する．

$$\omega = \gamma B \tag{1-1}$$

ここで，比例定数に相当する γ は磁気回転比と呼ばれ，核種に固有の定数であり，水素原子核（陽子）の場合は 42.58 MHz/T（T = tesla）である．また，角周波数 ω は共鳴周波数とも呼ばれる．NMR では，この現象を利用してデータを観測するのであるが，その際に 90°パルスや 180°パルスを用いて，NMR 現象から信号を得る．共鳴周波数 ω と同じ周波数で電磁波を一定時間対象核種に照射すると，その核種を励起させることができ，そのあとに自由誘導減衰（FID）と呼ばれる信号が放出される．その信号をコイルを利用して観測する．照射する時間の長さによって，90°パルスや 180°パルスなどがある．通常用いられているスピンエコー法では 90°パルスをかけたあとに FID 信号が放出され，その一定時間後に 180°パルスを照射し，そのあとに出てくるエコーと呼ばれる信号を観測する．この観測データだけでは空間位置の情報は入っていないので，これをイメージングに利用するには空間の位置を NMR 信号に対応させる必要がある．これは，**図 1-2** に示す形で実現される．すなわち，空間の X 方向の位置情報を NMR 信号に与えるには，静磁場の強度 B を空間座標 X の関数とすればよい．この場合，対応する共鳴周波数 ω は

$$\omega(X) = \gamma B(X) \tag{1-2}$$

のように空間座標 X の関数となる．そして，X が一定の位置に対応する点の積分された信号が $\omega(X)$ の周波数における応答として取り出される．その信号強度を $S(\omega)$ とすると次式で表される．

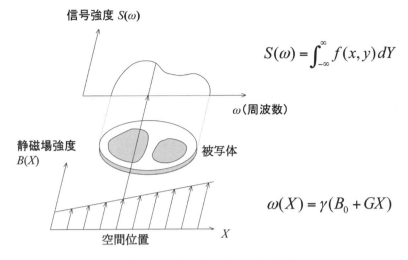

図 1-2 　共鳴周波数と MRI 信号

$$S(\omega) = \int_{-\infty}^{\infty} f(x,y) dY \tag{1-3}$$

ここで，$f(x, y)$ は被写体分布を表し，Y 軸は，X 軸に垂直な座標軸である．周波数 ω は X の関数であるが，静磁場の強度 B を線形的に変化させれば，周波数 ω は空間座標 X に1次関数で対応し，周波数を位置情報に簡単に対応づけることができる．この線形的に変化させた磁場を線形勾配磁場と呼んでいる．線形勾配磁場をかけると，(1-3)式の信号強度は単純な X の関数に直すことができ，X線CTなどの再構成に見られる被写体の投影をとる式と等しくなる．あとは，あらゆる方向からの投影を観測すれば投影定理によって再構成することができる．通常のNMR観測法では，パルス・フーリエ変換法という方法が使われており，そこでは，周波数 ω の関数は観測されず，そのフーリエ変換であるFIDやエコーのような時間 t の関数が直接の観測対象となる．では，その観測過程をもう少し詳しく見てみる．図 1-3 に示すとおり，空間位置に対して静磁場の傾きを線形的に変化させると，その磁場強度に従って，放出される信号の周波数が変わってくる．静磁場が小さいところでは周波数は低くなり，大きいところでは高くなる．このときパルス・フーリエ変換法では，それぞれの周波数に対応する波の形で信号が放出される．周波数が低いところでは緩やかな波が放出され，高いところでは細かな波が放出される．観測する信号はそれぞれの信号を重ね合わせたものとなる．その信号は，(1-3)式の信号強度 S をフーリエ変換し，それを時間軸 t で観測したものと等しくなる．

$$s(t) = \int_{-\infty}^{\infty} S(\omega) e^{-i\omega t} d\omega \tag{1-4}$$

それを1次元フーリエ逆変換すると，周波数を変数とする信号強度 $S(\omega)$ に変換される．このように，パルス・フーリエ変換法では，データを時間関数として波の形（一般にいう周波数空間のデータ）で観測し，それを1次元フーリエ逆変換することによってX線CTなどの観測のような投影に変換する．投影を観測できれば，再構成はX線CTの場合と同じようになる．この再構成法を投影再構成法と呼んでいる．

(2) 2次元フーリエ変換法

投影再構成法で観測される時間軸のデータ s を被写体と観測方向の角度の情報を取り入れて，$s(t, \theta)$

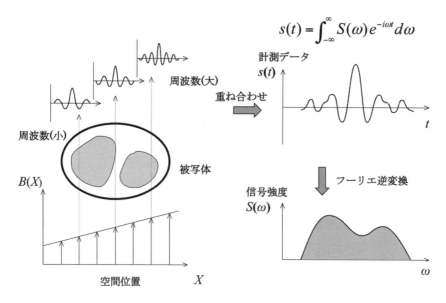

図1-3　MRI信号の投影

と表す．また，勾配磁場の傾きを G とすると

$$\omega(X) = \gamma(B_0 + GX) \tag{1-5}$$

となる．これから，(1-3) 式の信号強度 S を X の関数に直すことができ，また，角度の情報も取り入れて信号強度を $S(X, \theta)$ と表す．もとの静磁場による定数項を省いて考えると，(1-4) 式から

$$s(t,\theta) = \int_{-\infty}^{\infty} S(X,\theta) e^{-i\gamma GXt} dX \tag{1-6}$$

と表すことができる．被写体分布 $f(x, y)$ の2次元フーリエ変換を，直交座標の角周波数の成分を ξ, η として $F(\xi, \eta)$ で表すことにする．投影切断面定理では，被写体の投影 $S(X, \theta)$ の1次元フーリエ変換 $s(t, \theta)$ は，被写体分布の2次元フーリエ変換 $F(\xi, \eta)$ の原点を通る同じ角度 θ のデータと等しくなるので，観測データは

$$s(t,\theta) = F(\gamma Gt\cos\theta, \gamma Gt\sin\theta) \tag{1-7}$$

と表される．すなわち，このような信号観測により，被写体分布を示す関数の2次元フーリエ変換の原点を通る線形勾配磁場方向の直線上の関数値がそのまま読み出される．勾配磁場の方向を x および y 方向に分けて考えると，それぞれ G_x, G_y の強度を持つ線形勾配磁場を時間 t_x, t_y の間，印加したあとに得られる信号は，$F(\xi, \eta)$ の

$$\xi = \gamma G_x t_x$$
$$\eta = \gamma G_y t_y \tag{1-8}$$

における関数値を与える．したがって，y 方向へ G_y の強度の線形勾配磁場を t_y の間与えたあと，x 方向に G_x の強度の線形勾配磁場に切り替えて，このあとの信号を読み出すならば，$F(\xi, \eta)$ の $\eta = \gamma G_y t_y$ 上の値が

$$s(t) = F(\gamma G_x t, \gamma G_y t_y) \tag{1-9}$$

として読み出される．このため，はじめの y 方向への線形勾配磁場の強度と印加時間の積を種々の値に変化させて同様な操作を繰り返せば，被写体の2次元フーリエ変換が x 軸に平行な直線上で求められる．

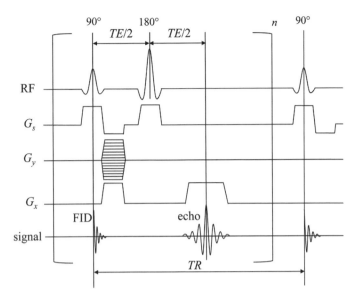

図 1-4　スピンエコー法のパルスシーケンス

現在最も一般的な MRI では，このような形で画像の基礎となるデータを収集している．ここで，線形勾配磁場の前者の過程を「位相エンコード（phase encoding）」，また後者の過程を「読み出し（read out）」と呼んでいる．このようにして，被写体の2次元フーリエ変換を直交座標上で観測することができるので，この観測データを2次元フーリエ逆変換すれば再構成画像が得られる．この方法を2次元フーリエ変換法と呼んでいる．

y 方向に勾配磁場 G_y を一定時間 t_y だけかけると y 方向に波の位相のずれが出てくる．被写体に与える位相のずれは

$$f(x,y)e^{-i\gamma G_y t_y y} \tag{1-10}$$

と表される．指数関数の項が位相項となる．この状態から x 方向に勾配磁場 G_x をかけると，勾配磁場の強度によって x 方向で波の周波数が変わってくる．よって，y 方向には位相がずれ，x 方向には周波数が異なるような状態になる．観測される信号はこれらの重ね合わせとなるので，位相項を含んだ（1-10）式をもとに投影再構成法と同様に y 方向への線積分，すなわち投影を考えると

$$S(\omega) = \int_{-\infty}^{\infty} f(x,y)e^{-i\gamma G_y t_y y} dy \tag{1-11}$$

となる．また，観測データはパルス・フーリエ変換法での観測を考えているので，時間 t の関数となり次式で表される．

$$s(t) = \int_{-\infty}^{\infty} \left\{ \int_{-\infty}^{\infty} f(x,y)e^{-i\gamma G_y t_y y} dy \right\} e^{-i\gamma G_x t x} dx \tag{1-12}$$

この式は，(1-9) 式と等しくなる．

MRI の画像データは線形勾配磁場の印加時間に応じて被写体分布のフーリエ変換を走査し得られる．したがって MRI の画像再構成法は周波数空間における走査の仕方で決定される．2次元の場合では極座標系の格子点を放射状に走査するのが投影再構成法であり，直交する x, y の2方向への線形勾配磁場を印加させるのが2次元フーリエ変換法である．図1-4にスピンエコー法のパルスシーケンスを示す．RF はラジオ波，G_s, G_y, G_x はそれぞれスライス選択，位相エンコード，周波数エンコードの勾配磁場，

- 低周波数
  - 周波数空間の原点付近
  - 全体の大まかな部分を表す

- 高周波数
  - 周波数空間の原点から離れたところ
  - 画像の細かい部分を表す

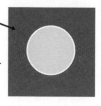

図 1-5　k-space（周波数空間）の低周波成分と高周波成分

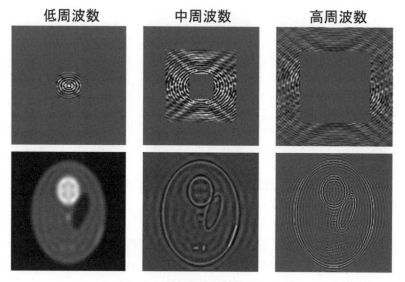

図 1-6　周波数を制限した画像

FID は自由誘導減衰信号，Ehco はエコー信号，TR は繰り返し時間，TE はエコー時間を示す．
　周波数空間（フーリエ空間）において低周波成分と高周波成分を分けると，図 1-5 に示すように，低周波成分はフーリエ空間の原点付近に相当し，その値は画像全体の大まかな部分を表す．高周波成分はフーリエ空間の原点から離れたところに相当し，その値は画像の細かい部分を表す．図 1-6 にフーリエ空間で周波数を制限したときの実空間の画像を示す．低周波成分は画像の大まかな形を表すので，画像に戻すと全体がぼけた感じになり画像の大まかな部分が表現されている．周波数が高くなるにつれてより細かい部分，特に境界の部分が強く表現されている．

〔第 2 節〕　圧縮センシングの用語

　本節では，圧縮センシングの理解をしやすくする目的で圧縮センシングに出てくる用語や関連事項に

ついて述べる.

(1) L1ノルム

ベクトルはその成分を縦に並べた縦ベクトルや横に並べた横ベクトルで表す.

$$x = \begin{pmatrix} 2 \\ 0 \\ 0 \\ 1 \\ 3 \end{pmatrix}, \qquad x = (2, 0, 0, 1, 3)^T$$

横ベクトルの T は行と列を入れ換える操作である転置を示す. 本書では画像は一様な信号値に満たされた正方形の画素の集まりからなると仮定する. 例えば 256×256 画素の画像は, 256×256 の正方行列として表すことが多いが, これを縦ベクトルあるいは横ベクトルで表示すると成分数が $256 \times 256 = 65536$ あるベクトルとなる. すなわち, 画像は2次元の画素単位で表したものであるが, 成分数が 65536 のベクトルとして考えることもできる. ベクトルの大きさを測る量としてノルムがあり, L0 ノルム, L1 ノルム, L2 ノルムなどがある. L0 ノルムは非ゼロの値を持つベクトルの成分の数, L1 ノルムは成分の値の絶対値の和, L2 ノルムは成分の値の2乗和の平方根である. これらのうち L2 ノルムは最小2乗法に出てくるので馴染み深い. 圧縮センシングで主に活躍するのは L1 ノルムである. 例に示した成分数が5のベクトルをもとにノルムを求めてみよう. 画像をベクトルとみなすと成分は画素に対応する. L0 ノルムは非ゼロの値を持つ画素の数なので3となる. これを下付文字として0を記し次式で表す.

$$\|x\|_0 = 3$$

L1 ノルムは画素の値の絶対値の和を計算し $2+1+3 = 6$ となる. これを下付文字として1を記し次式で表す.

$$\|x\|_1 = |2| + |1| + |3| = 6$$

L2 ノルムは画素の値の2乗和の平方根である. これを下付文字として2を記し次式で表す.

$$\|x\|_2 = \sqrt{2^2 + 1^2 + 3^2} = 3.74$$

p が1以上のノルムについては次式で定義される.

$$\|x\|_p = (\sum_{i=1}^{N} |x_i|^p)^{1/p} \qquad (p \geq 1) \tag{1-13}$$

これから $p = 1$ の L1 ノルムは

$$\|x\|_1 = \sum_{i=1}^{N} |x_i| \tag{1-14}$$

となり, $p = 2$ の L2 ノルムは

$$\|x\|_2 = \sqrt{\sum_{i=1}^{N} x_i^2} \tag{1-15}$$

となる. L0 ノルムは次式で計算される.

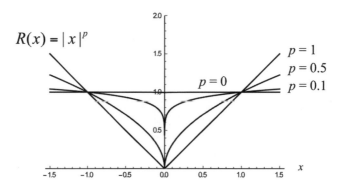

図 1-7 絶対値 x ($|x|$) のべき乗関数

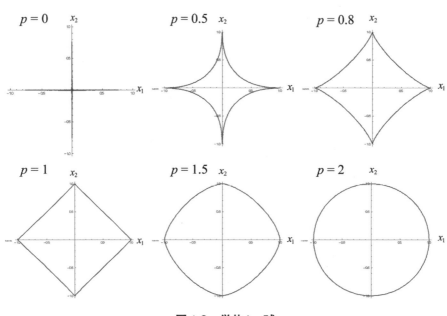

図 1-8 単位 Lp 球

$$\|x\|_0 = \lim_{\varepsilon \to 0} \sum_{i=1}^{N} |x_i|^{\varepsilon} \tag{1-16}$$

図 1-7 は絶対値関数 $|x|$ のべき乗がどのようなグラフになるかを示す．$p=1$ のときは 45°の直線であり，p が 1 より小さくなるに従い平坦になっていき p がゼロに近づくと 1 になる．

図 1-8 は次式で定義される 2 次元単位 Lp 球の等値線を示す．

$$|x_1|^p + |x_2|^p = 1 \tag{1-17}$$

p が 1 より小さくなると単位 Lp 球には尖りの形状を持つ．図 1-9 は $p=2$ の L2 ノルムについて原点

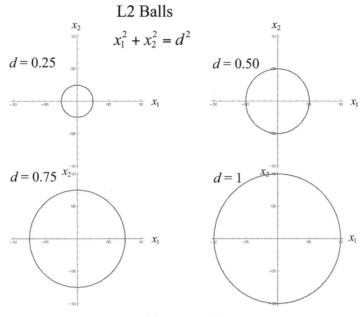

図 1-9　L2 球

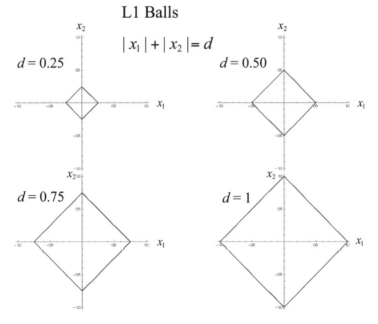

図 1-10　L1 球

からの距離を d とした等値線を示す．図 1-10 は $p=1$ の L1 ノルムの等値線を示す．図 1-11 は L2 ノルムと L1 ノルムそれぞれの等値線を並べたものである．

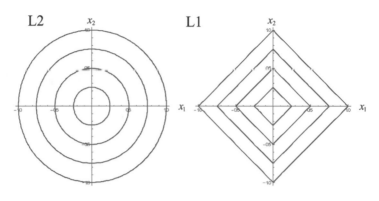

図 1-11　L2 球と L1 球
L2 ノルムの等値線（円），L1 ノルムの等値線（菱形）が次第に大きくなりながら正則化を行う．

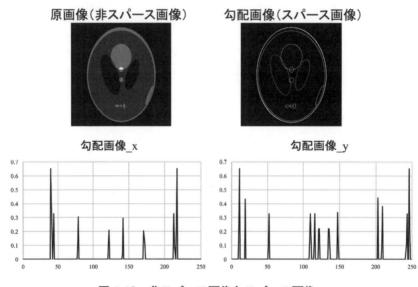

図 1-12　非スパース画像とスパース画像
楕円内は一定のゼロでない値を持ちスパース信号ではない．微分すると楕円の境界はエッジになりゼロでない値をとるが，楕円内の勾配はゼロになる．したがって，Shepp-Logan ファントムの勾配画像はスパース信号になる．

(2) 画像のスパース性

　スパースな画像とは非ゼロの画素数が少ないことを意味する．そこで，画像のスパース性を調べるには非ゼロの画素数を数えればよい．すなわち，画像の L0 ノルムを前述と同じように計算すれば求められる．**図 1-12** は 256×256 画素の Shepp-Logan ファントム[25]とその微分画像を示す．これら画像の L0 ノルムを計算し（値が 0.001 未満をゼロとした），スパース性を求めた例を示す．Shepp-Logan ファントム（原画像）は頭蓋骨の外側の領域は画素の値がゼロで全体のかなりの領域はゼロであるが，ファントムの本体は 11 個の楕円からなりそれらはゼロでない値を持つ．そのため原画像は非ゼロ成分の少な

いスパースな画像とはいえないことは想像できる．全体の画素数に対する L0 ノルムから求めた非ゼロの画素数の比をスパース性の尺度にすると原画像は 50.3% である．一方，原画像は一定値を持つそれぞれの楕円から構成されるので，微分画像は輪郭のみ値を持ち他の多くの画素はゼロになると想像できる．実際，見た感じでも原画像に比べ微分画像は非ゼロの画素が少ないことは明らかであり，微分画像の非ゼロ成分の割合は 6.4% である．このようなスパース性を持つ画像をスパース画像という．

　スパース画像はその線形観測のデータから L0 ノルムや L1 ノルムを利用し復元できることが知られている．ここで線形観測とは信号 x とその観測データ y が 1 次式で表されることをいう．

$$y = Ax \tag{1-18}$$

A は信号と観測データの関係を表す観測行列である．MRI の場合は k 空間の信号をフーリエ変換の形で観測するので A はフーリエ変換を意味する．フーリエ変換の演算子を $\mathcal{F}$，フーリエ逆変換の演算子を $\mathcal{F}^{-1}$ とすると，MRI の観測は次式で表される．

$$y = \mathcal{F} x \tag{1-19}$$

信号の復元は次式で表される．

$$x = \mathcal{F}^{-1} y \tag{1-20}$$

直交座標を用いた 2 元フーリエ変換 MRI では（1-19）式による観測データ（k 空間データ）を（1-20）式のようにフーリエ逆変換することで画像が得られるが，このとき観測データはフルサンプリングされているという前提がある．256×256 画素の原画像であれば位相エンコードを 256 回，その各々について 256 点の周波数エンコードを行うことになる．圧縮センシング MRI は k 空間の観測データの割合（収集率）を小さくすることで検査時間の短縮を図る．この収集率を小さくするときすなわちフルサンプリングよりも少なくサンプリングするアンダーサンプリングにおいて，重要な役割を果たすのがランダムサンプリングである．ランダムサンプリングでは k 空間を位相エンコードと周波数エンコードで 256×256 画素を埋めるのではなく，収集率 R を 1 よりも小さくし k 空間をランダムに充填する．実機の MRI 装置では位相エンコードと周波数エンコードの両方を 2 次元的にランダムにサンプリングすることは不可能であるが，仮に可能であるとし疑似 2 次元ランダムサンプリングということにする．図 1-13 は疑似 2 次元ランダムサンプリングの収集率を変えたときのサンプリングパターンを示す．白はサンプリングされた点，黒い部分はサンプリングされなかった点を表す．画像のエネルギーは k 空間の原点周辺に集中するので，原点周辺はアンダーサンプリングの割合を小さくし原点から離れる従いアンダーサンプリングの割合を高くするようなランダムサンプリングを行う．この図でも原点周辺に白い点が密集している．

　圧縮センシングの理論によると，原画像がスパース性を持つかあるいはスパース性を持たなくても何らかの変換を行うことでスパース性を持つ空間に変換できるとき，ランダムサンプリングした観測データから原画像を復元できることが知られている．スパース変換にはウェーブレット変換や微分に相当する空間の差分処理などがある．ここでは話を簡単にするため，Shepp-Logan ファントムの微分画像がスパース性を持つことに着目し，これを原画像 x としてその疑似 2 次元ランダムサンプリングから復元処理（画像再構成）を試みる．（1-19）式を次式のように書き換える．

$$y = \mathcal{F}_u x \tag{1-21}$$

ここでフーリエ演算子 $\mathcal{F}$ の下付添字の u は k 空間すなわちフーリエ変換された空間をアンダーサンプリングすることを表す．（1-21）式はアンダーサンプリングされているためもはやフーリエ逆変換によって原画像を復元することができないため逐次近似法を用いる．逐次近似法は（1-21）式の両辺の差の L2 ノルムの 2 乗を目的関数 $Q(x)$ とし，これを最小にするような x を求める．

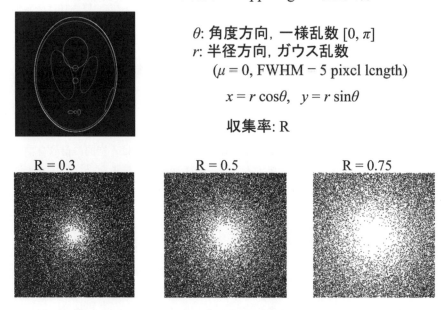

図 1-13　疑似 2 次元ランダムアンダーサンプリング

$$Q(x) = \frac{1}{2}\|\mathcal{F}_u x - y\|_2^2 \tag{1-22}$$

目的関数を最小にするような x を求めることを以下のように書くことにする.

$$\arg\min_x \frac{1}{2}\|\mathcal{F}_u x - y\|_2^2 \tag{1-23}$$

この他, 目的関数の最小化に拘束条件 (ペナルティ) $R(x)$ を付けて行う正則化逐次近似法がある.

$$\arg\min_x \left[\frac{1}{2}\|\mathcal{F}_u x - y\|_2^2 + R(x) \right] \tag{1-24}$$

正則化に L2 ノルムの 2 乗を用いる場合には次式のように書く.

$$\arg\min_x \frac{1}{2}\left[\|\mathcal{F}_u x - y\|_2^2 + \lambda \|x\|_2^2 \right] \tag{1-25}$$

ここで λ は正則項に掛ける重み係数である. 正則化に L1 ノルムを用いる場合には次式のように書く.

$$\arg\min_x \left[\frac{1}{2}\|\mathcal{F}_u x - y\|_2^2 + \lambda \|x\|_1 \right] \tag{1-26}$$

(1-23) 式は最小 2 乗法の式であり原画像と観測データの一致度を表し (逆に原画像と観測データ間の誤差と捉えれば矛盾の程度になる), 両者の一致度が高いほど小さな値となる. (1-25) 式は第 1 項の原画像と観測データの一致度と第 2 項の L2 ノルムの 2 乗の和が小さくなるような x を解とする意味である. x の 2 乗和を信号のエネルギーとしエネルギーが小さいほど系は安定と考えると, 第 2 項はエネルギーを小さくするため大きな x を減少させ小さな x を残すように働く. (1-26) 式の第 2 項は L1 ノルムを小さくするため小さな x をゼロにするように働くのでスパース解が得られやすい. (1-25) 式や (1-26) 式を実際に解くのに共役勾配法を用いているが詳細は第 2 章で述べることにし結果のみを図 1-14 と図 1-15 に示す (見やすくするためコントラストを調整している). 収集率 R = 0.3 のとき最小 2 乗法

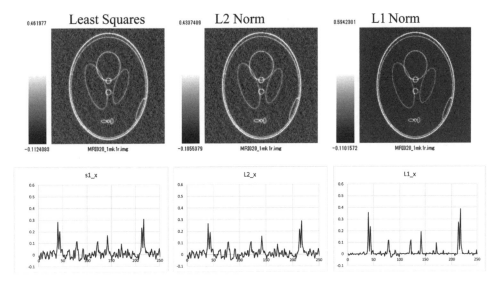

図1-14 2次元スパース信号からの再構成画像 (R = 0.3)

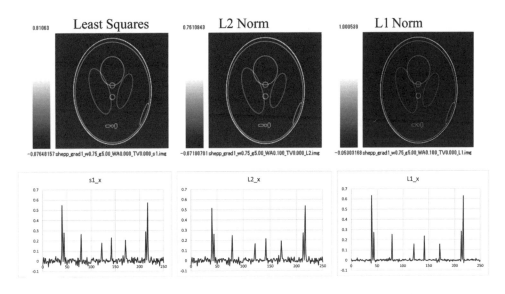

図1-15 2次元スパース信号からの再構成画像 (R = 0.75)

では雑音が付加された様相を呈し，頭蓋骨とバックグランドの境界のエッジの真値 0.65 に比較し 0.28 と低い．L2 正則化でも雑音の状況は改善されずさらにエッジは 0.27 に低下している．L1 正則化では雑音が最小 2 乗法や L2 正則化に比較し顕著に抑制されている．また，エッジは 0.36 と上昇している．R = 0.75 のとき最小 2 乗法，L2 正則化，L1 正則化のエッジはそれぞれ 0.55，0.51，0.63 である．以上の結果から L2 正則化ではスパース画像の復元は困難であるが L1 正則化によってスパース画像の復元の可能性が示唆された．

図 1-16 は L2 正則化と L1 正則化の違いを説明した図である．x がゼロに近い小さな値のときには
$$|x| > x^2$$

エッジ：信号が急激に変化
雑音：エッジに比べ緩やかな変化

$$\underset{x}{\arg\min}\left[\frac{1}{2}\|Ax-y\|_2^2+\lambda\|x\|_1\right]$$

$$\underset{x}{\arg\min}\frac{1}{2}\left[\|Ax-y\|_2^2+\lambda\|x\|_2^2\right]$$

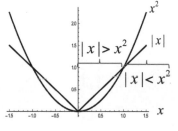

$|x|$ が小さいとき, $|x|>x^2$　　1次関数のペナルティが強くなる．

$|x|$ が大きいとき, $|x|<x^2$　　2次関数のペナルティが強くなる．

$R(x)=x^2$　　平滑化を促進し急激な信号変化を抑制

$R(x)=|x|$　　エッジを保存し雑音を抑制

図 1-16　L2 ノルム 2 乗（2 次関数）と L1 ノルム（1 次関数）

L2 再構成

$$\underset{x}{\arg\min}\frac{1}{2}\left[\|Ax-y\|_2^2+\lambda\|x\|_2^2\right]$$

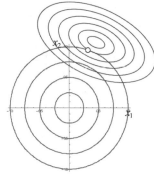

楕円：データ一致度の2乗誤差
$\|Ax-y\|_2^2$

円：L2 ノルムの等値線
$R(x)=\lambda\|x\|_2^2$

○ スパース解

$(x_1\neq 0, x_2\neq 0)$　　非スパース解
$(x_1=0, x_2\neq 0), (x_1\neq 0, x_2=0)$　　スパース解

図 1-17　L2 再構成

であり，x が 1 よりも大きな値になると
　　$|x|<x^2$
となる．したがって，x が小さいときに L1 正則化は小さな値の x をゼロに近づけ目的関数を最小化する働きがある．一方，x が大きいときに L2 正則化は値を抑制するように働くが L1 正則化はそれほど抑制しない．小さな x の変化を雑音と捉え大きな x の変化をエッジと捉えれば，L2 正則化は平滑化を促進する作用があるのに対し L1 正則化は雑音を抑制しエッジを保存する作用がある．次に Lp ノルムの等値線を基に L1 正則化がスパース解を与えることを考えてみよう．図 1-17 は 2 次元関数を例に（1-25）式の L2 正則化の目的関数をイメージした図である．楕円は（1-25）式の第 1 項の原画像と観測データの

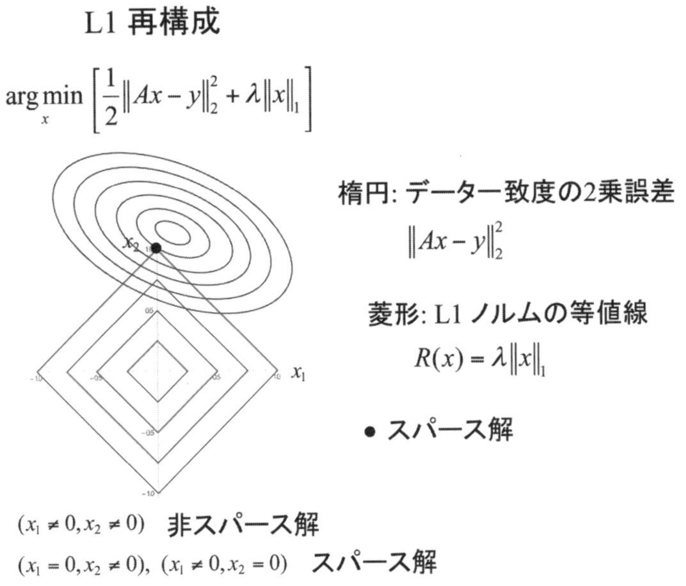

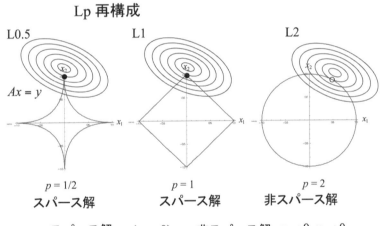

図 1-18 L1 再構成

図 1-19 Lp 再構成

L2 ノルムの最小化ではめったにスパース解とならないが，L1 ノルム最小化はスパース解を与える傾向が強い．

一致度を表す 2 乗誤差等値線（2 乗誤差マップ）を示す．x の初期値をゼロにして少しずつ大きくしていき 2 乗誤差マップに接した点は目的関数を更新する近似解としている．この図では○の点で両者が一致しているが，この点は x_1，x_2 のいずれもゼロではないのでスパース解にはならない．図 1-18 は 2 次元関数を例に（1-26）式の L1 正則化の目的関数をイメージした図である．L1 球は菱形で尖っているので L1 等値線をゼロから次第に大きくしていくと $x_1 = 0$ で x_2 のみが値を持つスパース解の●の点で x_2 軸に交わるようになりやすい．図 1-19 は $p = 1/2$ の L0.5 球を L2，L1 球と一緒に描いている．L0.5 球は L1 球よりもさらに尖りが顕著でありスパース解を得やすい．図 1-20 は 3 次元の単位 Lp 球で L1 正

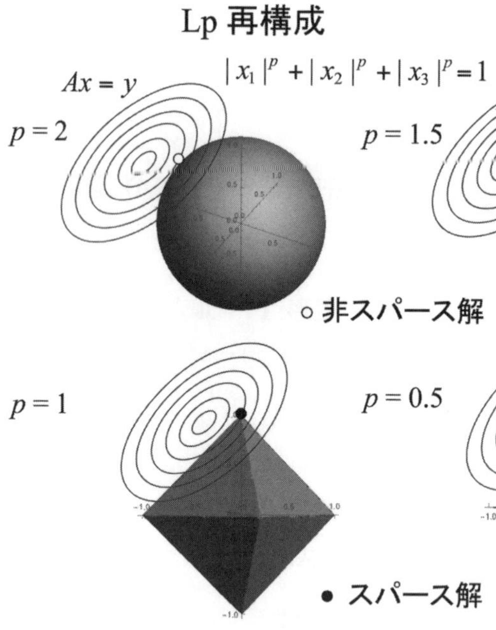

図 1-20　Lp 再構成

則化や L0.5 正則化によってスパース解が得られやすいことを意図的に表した図である．

(3) k 空間のサンプリングと折り返しアーチファクト

　k 空間は 1 辺が $N = 256$ の正方形で 256×256 画素からなり有効視野（FOV）も $N \times N$ の大きさとする．k 空間のサンプリング周期（サンプリング間隔）Δu は $1/\text{FOV} = 1/N$ であり，Δu はサンプリング定理を満たしていると仮定する．このときは**図 1-21** のように k 空間データをフーリエ逆変換すると画像化したい対象の断面（原画像）を復元できる．通常の MRI はこのように行われる．収集時間の短縮を目的に u 方向や v 方向のサンプリング数を減少させた場合，どのような現象が生じるであろうか．**図 1-22** の 1 行は v 方向のサンプリングを 1 つおきに間引く $\Delta v = 2/\text{FOV} = 2/N$ とした場合を示す．2 行は u 方向のサンプリングを 1 つおきに間引く $\Delta u = 2/\text{FOV} = 2/N$ とした場合である．1 列は間引きの模式図で**図 1-21** の k 空間の模式図よりも間隔を広く描いている．2 列と 3 列は k 空間の実部，虚部である．これらの間隔は視覚的に認識することは難しいが**図 1-21** の k 空間の間隔よりも広くなっている．いずれの場合も本来の信号である原画像の他に推移した位置に複製が生じる．**図 1-23** は Shepp-Logan ファントムについて，1 行は $\Delta u = 1/N$ に固定し $\Delta v = 2/N$ のサンプリング周期とした画像を 1 列に，$\Delta v = 3/N$ を 2 列，$\Delta v = 4/N$ を 3 列に示す．2 行は $\Delta v = 1/N$ に固定し $\Delta u = 2/N$ のサンプリング周期とした画像を 1 列に，$\Delta u = 3/N$ を 2 列，$\Delta u = 4/N$ を 3 列に示す．3 行は $\Delta u = \Delta v = 2/N$ のサンプリング周期とした画像を 1 列に，$\Delta u = \Delta v = 3/N$ を 2 列，$\Delta u = \Delta v = 4/N$ を 3 列に示す．このように k 空間を一定間隔で間引いてサンプリングすると原画像の他に推移した位置にその複製が生じてしまい，複製は原画像と同一なので両者を区別することはできない．なお，複製を積極的に理由することはパラレルイメージングのような複数コイルを用いた MR 撮像で行われるが，本書では単一コイルを用いた MR 撮像に限定している．そのため，単一コイルで収集したデータに**図 1-23** のような折り返しがある場合，原画像と複製とを区別し前者を取り出すことは不可能である．

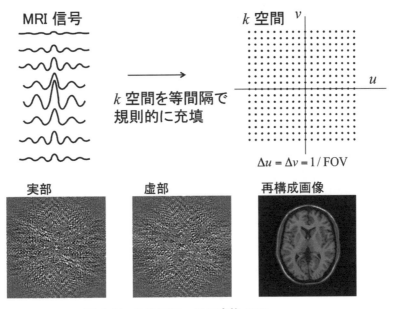

図 1-21　2次元フーリエ変換 MRI

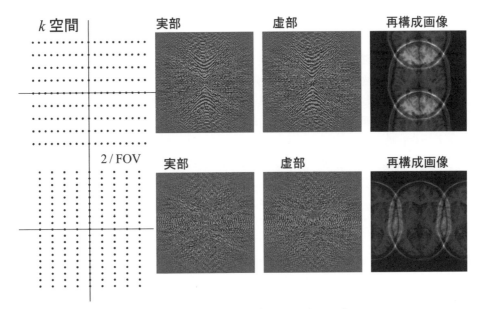

図 1-22　等間隔アンダーサンプリング

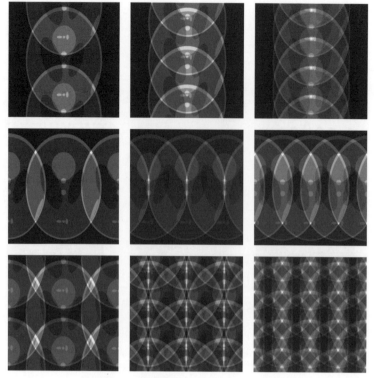

図 1-23　等間隔アンダーサンプリング

(4) 部分フーリエ変換法

　k 空間のデータ収集を削減する方法として部分フーリエ変換法がある．これは図 1-24 のように k 空間の半分以上のデータを収集するもので，中心から収集する範囲を短くするほど撮像の高速化が図れる．磁場不均一性，オフ共鳴効果などの影響がなく k 空間の共役対称性が保持される場合には k 空間の半分のデータから画像再構成が可能であるが，実際の MRI ではそれらの影響を含め共役対称性が崩れている．そのため，半分以上の k 空間データが必要になる．図 1-24 の 4 列は 1 方向 256 に対し 128＋16 だけ多く収集した 2 列，3 列からの再構成画像を示す．ぼけが生じる原因は k 空間を打ち切ってデータ収集するため，原画像のフーリエ変換にこの打ち切り関数が乗算される．その結果，実空間では原画像と打ち切り関数をフーリエ逆変換した関数との畳み込みになるためぼけが生じる．

(5) ランダムサンプリングと雑音の非干渉性

　これまでの結果から k 空間を一定間隔で間引いてサンプリングする場合には折り返しアーチファクトが生じる問題，部分的にサンプリングする場合にはぼけが生じるという問題があることがわかった．では，これらの問題を回避しフルサンプリングのときの画質をできるだけ劣化させずに少なくサンプリングする方法はあるのだろうか．これを可能にするのが圧縮センシングである．実機の 2 次元フーリエ変換 MRI では位相エンコードと周波数エンコードによって k 空間を充填するが，収集時間の削減に大きく寄与するのは位相エンコード数を減らすことである．はじめに位相エンコードの y 方向のサンプリングを図 1-25 のように規則的に一定間隔で間引きそれをフーリエ逆変換した画像を観察してみよう．サンプリング周期 $\Delta v = 10/N$ は画像中心（原点）を 128 としてこの点を必ずサンプリングし残りは 10

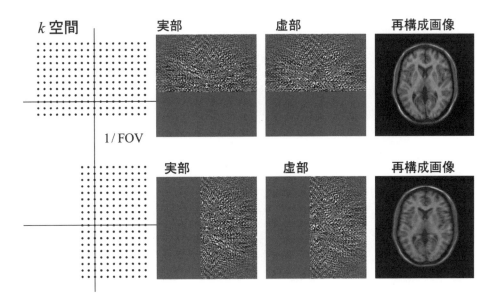

図 1-24　部分フーリエ変換 MRI

間隔ごとにサンプリングすることを示す．収集率でいうと R = 0.1 に相当する．以下，サンプリング周期と収集率は（$\Delta \nu$ = 5/N, R = 0.2），（$\Delta \nu$ = 4/N, R = 0.25），（$\Delta \nu$ = 3/N, R = 0.33），（$\Delta \nu$ = 2/N, R = 0.50）となる．図 1-26 は位相エンコード方向の収集率 R（フルサンプリングの 256 に対する位相エンコード数の比）を 0.3，図 1-27 は R = 0.5 としたランダムサンプリングデータから作成した画像を示す．図の it0, it100 はそれぞれ反復 0 回，100 回を示す．収集率が小さいと折り返しアーチファクトが顕著であるが，収集率を増すと折り返しアーチファクトは減少する．そして，注目される点はランダムサンプリングから作成した画像は，図 1-25 に示す一定間隔のサンプリングにおいて観察された折り返しアーチファクトの画像と異なることである．図 1-25 で R = 0.5 のとき一定間隔のサンプリングは原画像の他，上下に各 1 個の明瞭な複製を生じるが，図 1-27 のランダムサンプリングでは複製を生じるがその影響は比較的小さく，非線形処理によって原画像を近似的に復元できる．図 1-28（d）は周波数エンコード方向についてもランダムサンプリングを仮定し k 空間を擬似的に 2 次元ランダムサンプリングする（疑似 2 次元サンプリング）模式図を示す．図 1-29 は R = 0.1 のとき 1 行は疑似 2 次元ランダムサンプリングをフーリエ逆変換した画像を示す．フーリエ変換は線形処理なのでフーリエ逆変換は線形処理による画像再構成に相当する．この処理を本書ではフーリエ線形再構成と呼ぶことにする．位相エンコード方向にのみ 1 次元ランダムサンプリングした場合に比較し，折り返しの影響はさらに減少しサンプリング定理で必要とされるサンプリングよりも少ないサンプリング（アンダーサンプリング）の影響は，画像にガウス雑音（白色雑音）のように現れる．1 次元ランダムサンプリングでは干渉性（コヒーレント）の雑音が強かったが，疑似 2 次元ランダムサンプリングでは干渉性の雑音は減少し非干渉性（インコヒーレント）な雑音が主流となる．このことから，ランダムアンダーサンプリング（アンダーサンプリングを規則的に一定間隔でなくランダムに行う）は以下の特徴を有していることがわかる．

1) ランダムサンプリングにおいてアンダーサンプリングの影響はガウス雑音の様相を呈する．
2) 1 方向のみのランダムサンプリングよりも 2 方向にランダムサンプリングするほうが雑音の非干渉性が増す．

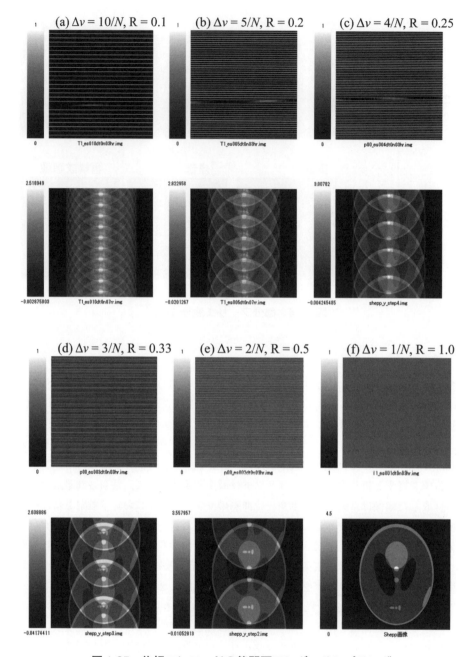

図 1-25　位相エンコードの等間隔アンダーサンプリング

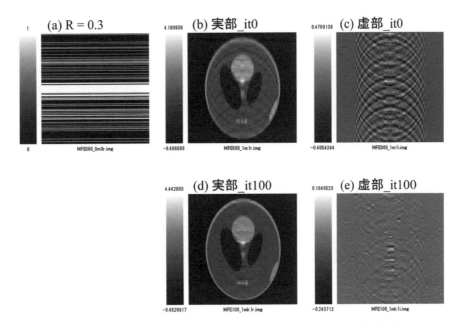

図 1-26 位相エンコードのランダムアンダーサンプリングと L1 再構成画像（R = 0.3）
it0, it100 はそれぞれ反復 0 回, 100 回の画像.

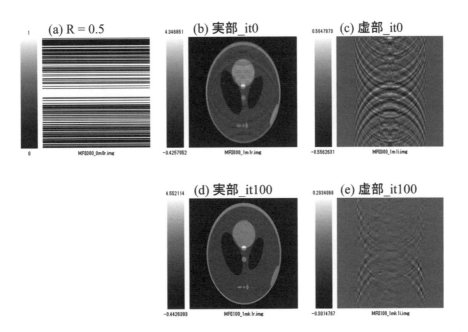

図 1-27 位相エンコードのランダムアンダーサンプリングと L1 再構成画像（R = 0.5）
it0, it100 はそれぞれ反復 0 回, 100 回の画像.

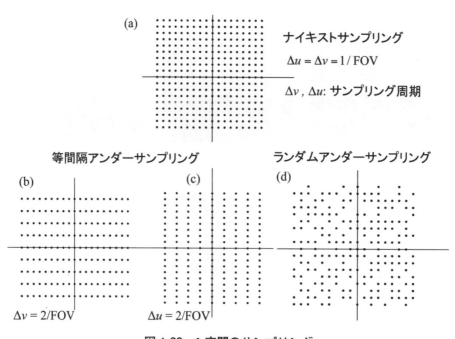

図 1-28　k 空間のサンプリング

これらは，ランダムアンダーサンプリングからの信号の復元問題（原画像の画像再構成）を雑音低減処理の問題に置き換えることができるという点で重要な意味を持つ．図 1-29 の 2 行は非線形処理による再構成画像を示す．図 1-30 は R = 0.3 のときのフーリエ線形再構成（1 行）と非線形線形処理（2 行）を示し，図 1-29 と同様に 1），2）の傾向が観察される．

(6) 点広がり関数と伝達点広がり関数

　ランダムサンプリングの非干渉性は，k 空間の 1 点にのみ値があり他はゼロの関数（デルタ関数）を信号として配置し，それをフーリエ逆変換して得られる点広がり関数（PSF）の形状から捉えられる．k 空間の 1 点にのみ置かれたデルタ関数をフーリエ逆変換すると，フルサンプリングでは正確に元のデルタ関数に戻る．ランダムサンプリングの影響は雑音のような形で現れると述べたが，実際には真の雑音ではなく原信号が元の位置に留まって画像再構成されずにその位置から他の位置に漏れ出す現象が生じる．その結果が雑音のような様相を呈するというのが正確な言い方である．非干渉性の評価には点広がり関数のメインピークに対するサイドローブ（中心でのピークをメインピーク，中心の周囲に広がる余分な値の集合をサイドローブと呼ぶ）の最大値の比 SPR とその標準偏差が用いられる[11]．望ましいランダムサンプリングは SPR が小さくかつサイドローブの標準偏差が小さいことが必要である．

$$\mathrm{PSF}(i,j) = \mathcal{F}_u^* \mathcal{F}_u \tag{1-28}$$

$$\mathrm{SPR}(i,j) = \left| \frac{\mathrm{PSF}(i,j)}{\mathrm{PSF}(i,i)} \right|, \quad (i \neq j) \tag{1-29}$$

サイドローブの標準偏差は k 空間を正方形とし 1 辺の画素数を N，位相エンコードのサンプリング数を M とすると次式で表される．

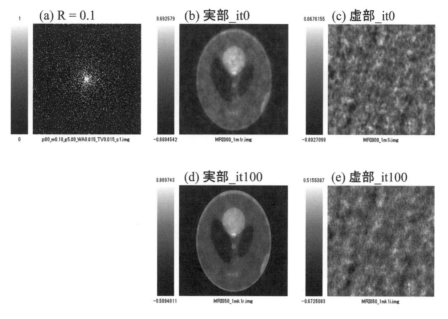

図1-29　疑似2次元ランダムアンダーサンプリングとL1再構成画像（R = 0.1）

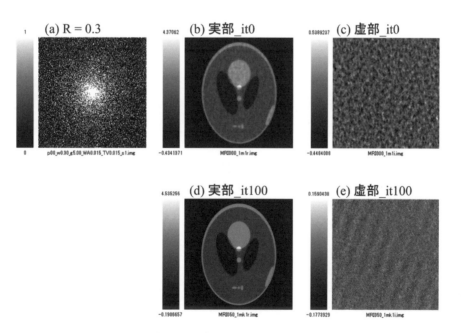

図1-30　疑似2次元ランダムアンダーサンプリングとL1再構成画像（R = 0.3）

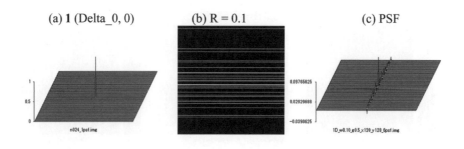

図 1-31　1 次元位相エンコードの点広がり関数（PSF）

$$\sigma_{\mathrm{SPR}} = \sqrt{\frac{(M/N)-1}{N}} \tag{1-30}$$

圧縮センシングでは画素単位で表された通常の画像（実空間の画像）に後述のスパース変換と呼ばれる変換を行う．スパース変換された空間において点広がり関数の非干渉性を評価する指標として伝達点広がり関数（TPSF）がある[11]．ウェーブレット変換の各レベルにデルタ関数を配置しウェーブレット逆変換，フーリエ変換，フーリエ逆変換，ウェーブレット変換することで非干渉性が評価される．圧縮センシングでは PSF の非干渉性とともに，TPSF のメインピークに対するサイドローブの最大値の比 TSPR とサイドローブの標準偏差が小さいことが必要である．

$$\mathrm{TPSF}(i,j) = \psi \mathcal{F}_u^* \mathcal{F}_u \psi^* \tag{1-31}$$

$$\mathrm{TSPR}(i,j) = \left|\frac{\mathrm{TPSF}(i,j)}{\mathrm{TPSF}(i,i)}\right|, \quad (i \neq j) \tag{1-32}$$

図 1-31 は位相エンコードに関し 1 次元ランダムサンプリングを行う場合の点広がり関数の測定手順を示す．(a) は値 1 のデルタ関数を原点に置いた状態である．このデルタ関数をフーリエ変換すると実部はすべて 1，虚部はゼロとなる．それらを位相エンコードに関し 1 次元ガウス確率密度関数で (b) のように収集率 R = 0.1 でランダムサンプリングした実部と虚部をフーリエ逆変換して点広がり関数 (c) を得る．デルタ関数 (a) と点広がり関数 (c) を比較すると (c) はランダムサンプリングした位相エンコード方向にサイドローブが出現している．これはデルタ関数のエネルギーが漏れ出しそれが本来信号のない位置にサイドローブとなったものと解釈される．図 1-31 はデルタ関数を原点に置いているが任意の位置でよい．この場合にはフーリエ変換の虚部はゼロでない値を持つ．図 1-32 に収集率 R = 0.1 から R = 1 までの 1 次元ランダムサンプリングのパターンを示す．この例は図 1-26，図 1-27 と異なり，k 空間の中心とその付近を事前に収集するのではなく，中心のみサンプリングし残りはガウス確率密度関数の半値幅に従ってデータを収集する方式にしている．そのため，中心付近のサンプリング密度は図 1-26，図 1-27 と比較し少ない．図 1-33 に点広がり関数を示す．図に挿入した値は SPR，サイドローブの平均値 μ，標準偏差 σ を示す．

図 1-34 は疑似 2 次元アンダーサンプリングの点広がり関数の測定手順を示す．(a) 原点にデルタ関数を置いた画像，2 次元ガウス確率密度関数で (b) のように R = 0.05 の 2 次元ランダムサンプリング，(c) フーリエ逆変換で点広がり関数を得る．1 次元位相エンコードのランダムサンプリングではサイドローブが位相エンコード方向にのみに集中したのに対し，疑似 2 次元ランダムサンプリングでは (c) のように不規則雑音が画像空間全体に広がったような様相を呈する．図 1-35 は 2 次元ガウス関数の確

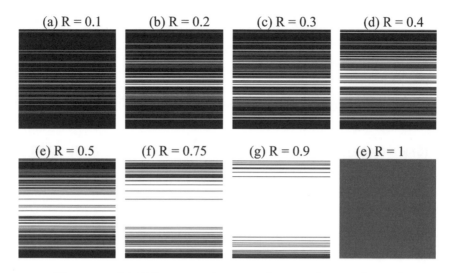

図1-32　1次元位相エンコードのランダムアンダーサンプリング

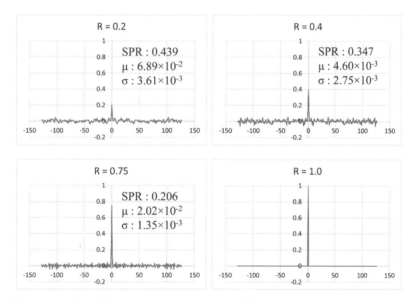

図1-33　1次元位相エンコードの点広がり関数（PSF）と非干渉性の指標

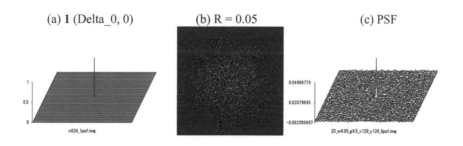

図1-34　疑似2次元ランダムアンダーサンプリングの点広がり関数（PSF）

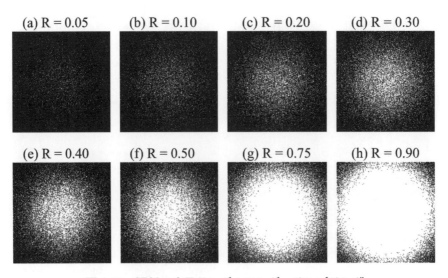

図 1-35　疑似 2 次元ランダムアンダーサンプリング

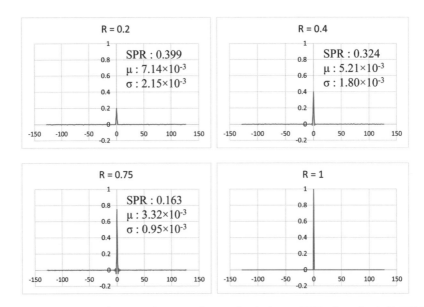

図 1-36　疑似 2 次元ランダムアンダーサンプリングの点広がり関数（PSF）と非干渉性の指標

率密度関数を用いた疑似 2 次元ランダムサンプリングの 1 例を示す．図 1-36 は疑似 2 次元ランダムサンプリングの点広がり関数と SPR を示す．1 次元ランダムサンプリングと異なり原点から離れた位置のサイドローブは小さな値となる．疑似 2 次元ランダムサンプリングの結果から，位相エンコードを y 軸と z 軸の両方に行う 3 次元フーリエ変換では 2 次元位相エンコードとなるので点広がり関数の非干渉性が向上し圧縮センシングに有利となることが想像できる．

図 1-37 に伝達点広がり関数（TPSF）の測定過程を示す．太字の 1 はデルタ関数を意味する．(a) $x = -96$, $y = 32$ の位置に置いたデルタ関数，(b) デルタ関数のウェーブレット逆変換，(c) アンダー

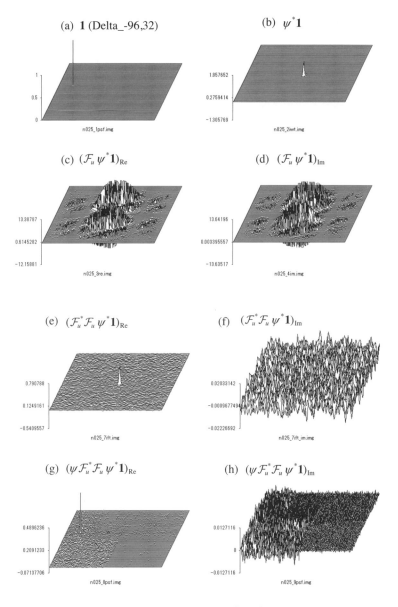

図 1-37 TPSF の求め方

サンプリングされたフーリエ変換_実部,（d）アンダーサンプリングされたフーリエ変換_虚部,（e）フーリエ逆変換_実部,（f）フーリエ逆変換_虚部,（g）ウェーブレット変換_実部,（h）ウェーブレット変換_虚部. **図 1-38** は $x = -96$, $y = 32$ の位置に置いたデルタ関数について，位相エンコードに関し 1 次元ランダムサンプリングと疑似 2 次元ランダムサンプリングの TPSF を示す．前者ではデルタ関数を置いた位置以外に大きなサイドローブが出現するのに対し，後者ではガウス雑音の様相を呈し 1 次元ランダムサンプリングのような大きなサイドローブの出現は見当たらない．

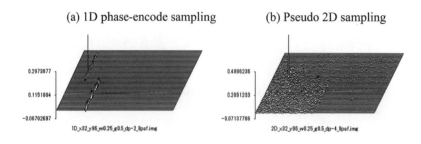

図1-38 1次元ランダムアンダーサンプリングと疑似2次元ランダムアンダーサンプリングのTPSF

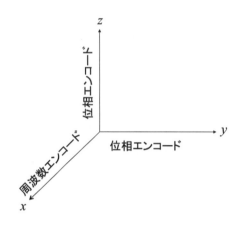

図1-39 3次元フーリエ変換MRI

(7) 3次元フーリエ変換MRIのランダムサンプリング

　圧縮センシングではk空間データのランダム性が収集率の削減に大きく関係することがわかった．そこで，図1-39のように位相エンコードを2方向（y, z）に行いx方向に周波数エンコードを行う3次元収集にすれば，2方向にランダムサンプリングすることができ雑音のランダム性が増すと期待される．図1-40は2次元ガウス確率密度関数を用いy方向とz方向それぞれにランダムサンプリングする様子を示す．(a) 横：x軸，縦：y軸，画面に垂直方向がz軸になる．x軸は周波数エンコードを表しy軸の値は中心を原点とする1次元ガウス関数になっている．(b) 横：x軸，縦：z軸，画面に垂直方向がy軸になる．x軸は周波数エンコードを表しz軸の値は中心を原点とする1次元ガウス関数になっている．(c) 横：y軸，縦：z軸，画面に垂直方向がx軸となり，(y, z) 平面は2次元ガウス確率密度関数を表す．(y, z) 平面は画像の中心を原点とする2次元ガウス関数になっている．(d) (x, y) 平面におけるy方向の1次元位相エンコード，(e) (z, x) 平面におけるz方向の1次元位相エンコード，(f) (y, z) 平面における2次元ランダムサンプリングである．図1-41は付録の3断面表示ソフトウエアDisp3dによる2次元ランダムサンプリングを示す．2次元位相エンコードの256×256×256画素の3次元画像について画像座標で$x = y = z = 128$の断面を表示している．原点を ($N/2, N/2, N/2$) とした数学座標では$x = y = z = 0$の断面となる．図1-42に3次元Shepp-Loganファントムの3断面（横断面，冠状面，矢状面）を示す．図1-43は3次元Shepp-Loganファントムについて，(a), (d) はx軸：周波数エンコード，y軸：位相エンコードの (x, y) 平面の実部と虚部，(b), (e) はx軸：周波数エンコード，z軸：

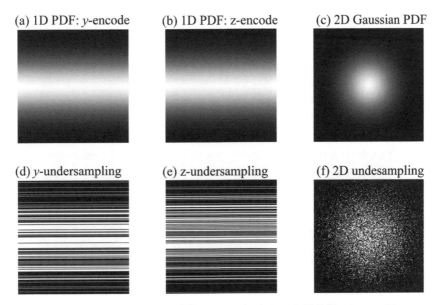

図 1-40　3 次元フーリエ変換 MRI における 2 次元位相エンコード

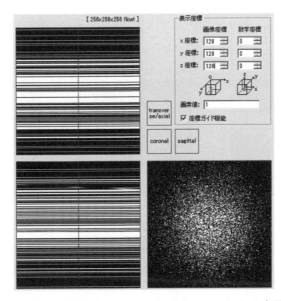

図 1-41　2 次元位相エンコードの Disp3d による表示

32 —— 圧縮センシング MRI の基礎

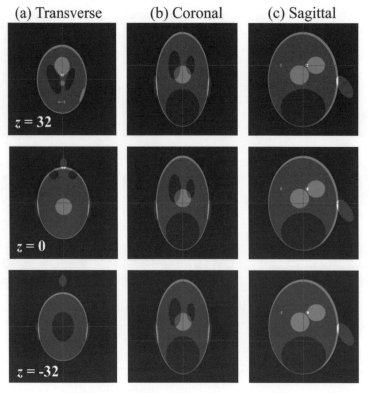

図 1-42　3 次元 Shepp-Logan ファントム

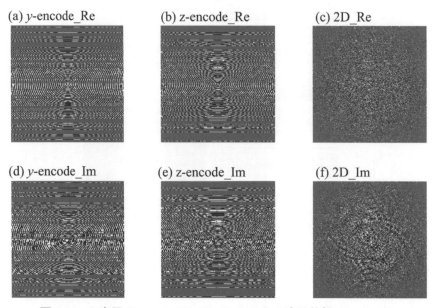

図 1-43　3 次元 Shepp-Logan ファントムの 2 次元位相エンコード

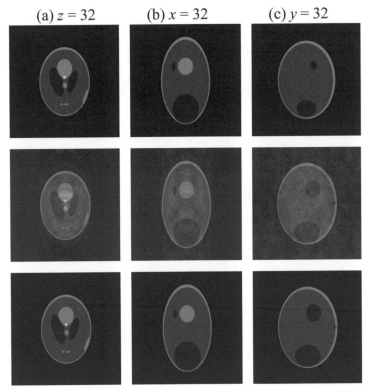

図1-44 3次元Shepp-LoganファントムのPOCS法による再構成画像

位相エンコードの (z, x) 平面の実部と虚部，(c)，(f) は2次元位相エンコードの (y, z) 平面の実部と虚部を示す．図1-44に収集率 R = 0.25 の圧縮センシングによる3次元フーリエ変換 MRI の例を示す．1行：3次元Shepp-Loganファントム（原画像），2行：フーリエ線形処理，3行：非線形処理（projection onto convex sets：POCS），それぞれの再構成画像を示す．フーリエ線形処理ではアーチファクトが顕著であるのに対し，非線形処理では原画像に近い画像が得られている．

(8) ウェーブレット変換

ウェーブレット変換[26]とそれを利用した多重解像度解析およびそれらをC言語でコーディングしたプログラムについて解説する．

(8.1) 連続ウェーブレット変換

ウェーブレット変換は，時間または位置の概念を含めて周波数解析を行うものである．周波数解析で最も有名なのはフーリエ変換であるが，フーリエ変換では周波数解析をする際に時間や位置の概念を含めることはできない．ウェーブレット変換は，図1-45に示すようなマザーウェーブレットと呼ばれる有限の小さな波を考え，任意の関数をその波の幅と波と波の間隔をパラメータとするウェーブレット関数の和に変換するものである．マザーウェーブレットを $\psi(x)$ とするとウェーブレット関数 $\psi_{a,b}(x)$ は

$$\psi_{a,b}(x) = \frac{1}{\sqrt{a}} \psi\left(\frac{x-b}{a}\right) \tag{1-33}$$

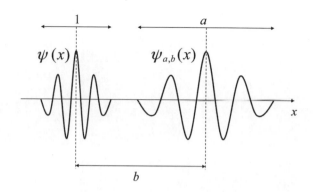

図 1-45 マザーウェーブレットとパラメータ

と表される．ウェーブレット変換する任意の関数を $f(x)$ とするとウェーブレット変換の係数 $W(a,b)$ は

$$W(a,b) = \frac{1}{\sqrt{a}} \int_{-\infty}^{\infty} f(x) \psi^*\left(\frac{x-b}{a}\right) dx \tag{1-34}$$

と表すことができ，それを連続ウェーブレット変換と呼んでいる．ここで，* は複素共役を表し，変数 a は周波数の逆数，変数 b は時間または位置に相当する．つまりウェーブレット係数 $W(a,b)$ は，時間または位置 b における周波数 $1/a$ の成分である．

(8.2) 離散ウェーブレット変換

コンピュータで解析するときは変換式を離散化する．離散化したウェーブレット関数は

$$\psi_{j,k}[n] = \sqrt{2^j}\,\psi(2^j n - k) \tag{1-35}$$

と表され，その関数を用いた離散ウェーブレット変換は

$$W[j,k] = \sum_{n=0}^{N-1} f[n] \psi^*_{j,k}[n] \tag{1-36}$$

と表される．また，離散ウェーブレット関数が N 個の j, k の組み合わせに対して正規直交基底であれば離散ウェーブレット逆変換が存在し

$$f[n] = \sum_{j,k} W[j,k] \psi_{j,k}[n] \tag{1-37}$$

となる．

離散ウェーブレット関数で最も有名な関数にハール関数と呼ばれるものがある．離散ウェーブレット変換を行う場合，マザーウェーブレットのほかにスケーリング関数，またはファザーウェーブレットと呼ばれる関数が必要となる．フーリエ変換でいえば直流成分のようなものである．ハールのマザーウェーブレットは

$$\psi_{Haar}(x) = \begin{cases} 1 & (0 \le x \le 1/2) \\ -1 & (1/2 \le x < 1) \\ 0 & otherwise \end{cases} \tag{1-38}$$

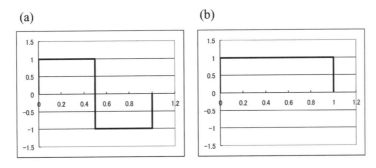

図 1-46　ハールのマザーウェーブレットとスケーリング関数

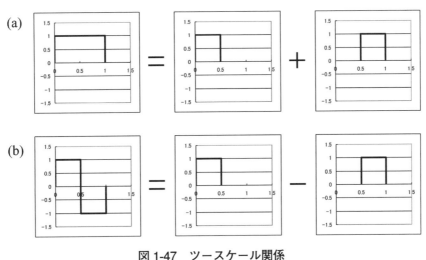

図 1-47　ツースケール関係

であり，スケーリング関数は

$$\varphi_{Haar}(x) = \begin{cases} 1 & (0 \leq x < 1) \\ 0 & otherwise \end{cases} \quad (1\text{-}39)$$

と表される．この関数の形状を図 1-46 に示す．また，マザーウェーブレットとスケーリング関数にはツースケール関係といわれるものがあり

$$\begin{cases} \varphi_{Haar}(x) = \varphi_{Harr}(2x) + \varphi_{Harr}(2x-1) \\ \psi_{Haar}(x) = \varphi_{Harr}(2x) - \varphi_{Harr}(2x-1) \end{cases} \quad (1\text{-}40)$$

と表すことができる．このツースケール関係を図 1-47 に示す．この関係は後述の多重解像度解析において重要な役割を果たす．

　離散ウェーブレット変換によく用いられる関数には，ハール関数のほかにドベシィのウェーブレット関数がある．一般的なツースケール関係は

$$\begin{cases} \varphi(x) = \sum_k p_k \varphi(2x-k) \\ \psi(x) = \sum_k q_k \varphi(2x-k) \end{cases} \quad (1\text{-}41)$$

と表される．ここで数列 $\{p_k\}$ と $\{q_k\}$ はツースケール数列と呼ばれる．ドベシィの場合は特有のパラメータ N によってツースケール数列の値が変化するが

$$\begin{cases} \sum_{k=0}^{2N-1} p_k = \sqrt{2} \\ \sum_{k=0}^{2N-1} p_k{}^2 = 1 \\ \sum_{k=0}^{2N-1} p_k p_{k+2n} = 0 \quad (n \neq 0) \end{cases} \tag{1-42}$$

の条件式から数列 $\{p_k\}$ が導き出される．また数列 $\{q_k\}$ は

$$q_k = (-1)^k p_{2N-1-k} \tag{1-43}$$

となる．$N = 1$ の場合は，ドベシィの数列 $\{p_k\}$ は

$$\{p_0, p_1\} = \left\{\frac{1}{\sqrt{2}}, \frac{1}{\sqrt{2}}\right\} \tag{1-44}$$

となり，ハールのウェーブレットと等しくなる．$N = 2$ の場合はドベシィの数列 $\{p_k\}$ は

$$\{p_0, p_1, p_2, p_3\} = \left\{\frac{1+\sqrt{3}}{4\sqrt{2}}, \frac{3+\sqrt{3}}{4\sqrt{2}}, \frac{3-\sqrt{3}}{4\sqrt{2}}, \frac{1-\sqrt{3}}{4\sqrt{2}}\right\} \tag{1-45}$$

となる．$2N$ が数列の要素の数となり，タップ数とも呼ばれる．

　プログラムでは，ドベシィの数列 $\{p_k\}$ をタップ数が $2 \sim 20$（$N = 1 \sim 10$）について，事前にグローバル変数として定義してある．タップ数が 2 の場合はハールのウェーブレットと等しくなる．

104wavelet.c（グローバル領域）
```
double D2_20[10][20] = {
{0.707106781, 0.707106781}, // Haar
{0.482962913, 0.836516304, 0.224143868, -0.129409523},
{0.332670553, 0.806891509, 0.459877502, -0.135011020, -0.085441274, 0.035226292},
 …（中略）…
};
```

(8.3) 多重解像度解析

　1 次元で考えた場合，ハールのウェーブレットを用いて解像度を 1 つ下げると

$$f_{-1}[k] = \frac{1}{2}(f_0[2k] + f_0[2k+1]) \tag{1-46}$$

と表すことができる．これは，2 つの画素の平均を計算したことになる．逆に 1 つ上のレベルの関数をレベルの下の関数から考えると

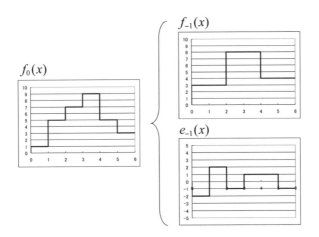

図 1-48 平均と誤差の関係

$$f_0(x) = f_{-1}(x) + e_{-1}(x) \tag{1-47}$$

と表すことができる．ここで

$$f_{-1}(x) = \sum_{k=0}^{2^{-1}N-1} f_{-1}[k]\varphi_{Haar}(2^{-1}x-k) \tag{1-48}$$

である．また，$e_{-1}(x)$ は誤差を表し

$$e_{-1}(x) = \sum_{k=0}^{2^{-1}N-1} e_{-1}[k]\psi_{Haar}(2^{-1}x-k) \tag{1-49}$$

となり，$e_{-1}[k]$ は平均からの差となるので

$$e_{-1}[k] = \frac{1}{2}(f_0[2k] - f_0[2k+1]) \tag{1-50}$$

となる．その様子を図 1-48 に示す．さらに解像度を下げると

$$f_{-2}[k] = \frac{1}{2}(f_{-1}[2k] + f_{-1}[2k+1]) \tag{1-51}$$

$$e_{-2}[k] = \frac{1}{2}(f_{-1}[2k] - f_{-1}[2k+1]) \tag{1-52}$$

$$f_{-2}(x) = \sum_{k=0}^{2^{-2}N-1} f_{-2}[k]\varphi_{Haar}(2^{-2}x-k) \tag{1-53}$$

$$e_{-2}(x) = \sum_{k=0}^{2^{-2}N-1} e_{-2}[k]\psi_{Haar}(2^{-2}x-k) \tag{1-54}$$

となり，よって元の関数 $f_0(x)$ は

$$f_0(x) = f_{-2}(x) + e_{-2}(x) + e_{-1}(x) \tag{1-55}$$

と表すことができる．ここで $e_{-2}(x)$ はさらに解像度を下げたときの誤差を表す．このように信号は，

解像度を下げた関数とその誤差の関数に分解される．このように解像度をいろいろ変えながら信号の解析を行うことを多重解像度解析と呼んでいる．レベルを1つ下げるウェーブレット変換を行うと，平均の近似によって作成された低域成分（L成分）と元の関数の誤差から算出される高域成分（H成分）に分けられる．このような周波数帯域で分ける操作をサブバンド分解と呼んでいる．

レベルを1つ下げる操作を一般化すると次式で表される．

$$f_j[m] = \sum_k g_k f_{j+1}[2m+k] \tag{1-56}$$

$$e_j[m] = \sum_k h_k f_{j+1}[2m+k] \tag{1-57}$$

ここで，$\{g_k\}$，$\{h_k\}$ は分解数列と呼ばれる．$f_j[m]$ は L 成分，$e_j[m]$ は H 成分に相当する．これらの式は畳み込み演算の形になっており，分解数列はフィルタ係数とみなすことができる．この式をプログラムにすると以下のようになる．lx[ ] と hx[ ] はそれぞれレベルを1つ下げた L 成分と H 成分であり，fx[ ] はレベルを下げる前のデータである．インデックス k の和については，分解数列（フィルタ係数）gk[ ] と hk[ ] の要素数であるタップ数だけ繰り返して合計を計算する．「n=（2 * m + k）% nx;」の計算は，2 * m + k の値がデータ数 nx を超えた場合，割った余り（%）を計算することで超えた分だけデータを先頭から利用しており，周期的な関数を仮定したことになる．

104wavelet.c（wt1d 関数）

```
// L 成分と H 成分の計算
for (m = 0; m < nx / 2; m++)
{
        lx[m] = hx[m] = 0;
        for (k = 0; k < tap; k++)
        {
                n = (2 * m + k) % nx;
                lx[m] += gk[k] * fx[n];
                hx[m] += hk[k] * fx[n];
        }
}
```

レベルを下げた L 成分と H 成分はデータ数を半分にするダウンサンプリングが施されているので，プログラムでは以下のように前半に L 成分，後半に H 成分を並べて計算結果とする．

104wavelet.c（wt1d 関数）

```
// L 成分と H 成分の計算結果を元のデータ領域に戻す
for (i = 0; i < nx / 2; i++)
{
        fx[i] = lx[i];
        fx[i + nx / 2] = hx[i];
}
```

L 成分と H 成分のサブバンドからレベルを1つ上げて合成する操作を一般化すると次式で表される．

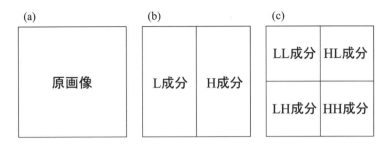

図 1-49　2 次元画像の解像度を下げるウェーブレット変換

$$f_{j+1}[m] = \sum_{k} \{p_k f_j[m-k] + q_k e_j[m-k]\} \tag{1-58}$$

ここで，$\{p_k\}$ と $\{q_k\}$ はツースケール数列である．この一般式をプログラムにすると以下のようになる．「n=（m - k + nx）% nx;」の計算は，割った余りを計算する際に m − k が負の値になった場合，nx を加えることで正の値に戻してから余りを計算している．

104wavelet.c（wt1d_inv 関数）

```
// L 成分と H 成分からの合成計算
for (m = 0; m < nx; m++)
{
        fx[m] = 0;
        for (k = 0; k < tap; k++)
        {
                n = (m - k + nx) % nx;
                fx[m] += pk[k] * lx[n] + qk[k] * hx[n];
        }
}
```

2 次元で多重解像度解析を行う場合は，横方向（x 方向）にレベルを 1 つ下げる 1 次元ウェーブレット変換を行い，さらに縦方向（y 方向）にレベルを 1 つ下げる 1 次元ウェーブレット変換を行う．その模式図を図 1-49 に示す．プログラムでも，1 次元ウェーブレット変換を 2 回利用して 2 次元ウェーブレット変換を行っている．

104wavelet.c（wt2d 関数）

```
// 横方向（x 方向）の 1 次元ウェーブレット変換
// 1 次元データ領域のメモリの確保
ff = (double *) malloc ((size_t) nx*sizeof (double)) ;
for (i = 0; i < ny; i++)
{
        //1 次元データ領域への複写（x 方向）
        for (j = 0; j < nx; j++)
                ff[j] = fr[i*nx + j];

        // 1 次元ウェーブレット変換
        wt1d (ff, nx, tap, gk, hk) ;

        // 変換後のデータを戻す
        for (j = 0; j < nx; j++)
                fr[i*nx + j] = ff[j];
}
// データ領域のメモリの開放
free (ff) ;

// 縦方向（y 方向）の 1 次元ウェーブレット変換
// 1 次元データ領域のメモリの確保
ff = (double *) malloc ((size_t) ny*sizeof (double)) ;
for (i = 0; i < nx; i++)
{
        //1 次元データ領域への複写（y 方向）
        for (j = 0; j < ny; j++)
                ff[j] = fr[j*nx + i];

        // 1 次元ウェーブレット変換
        wt1d (ff, ny, tap, gk, hk) ;

        // 変換後のデータを戻す
        for (j = 0; j < nx; j++)
                fr[j*nx + i] = ff[j];
}
// データ領域のメモリの開放
free (ff) ;
```

　逆変換では，先に縦方向（y 方向）のレベルを 1 つ上げる 1 次元ウェーブレット逆変換を行い，さらに横方向（x 方向）にレベルを 1 つ上げる 1 次元ウェーブレット逆変換を行う．プログラムは，順番と変換関数を変えるだけで，順変換と同様にコーディングすることができる．
　ドベシィの数列 $\{p_k\}$ はグローバル変数で定義してあるので，ドベシィのフィルタ係数 $\{q_k\}$ は，(1-43)

式を使って計算される．また，ドベシィのフィルタ係数 $\{g_k\}$, $\{h_k\}$ はそれぞれ $\{p_k\}$ と $\{q_k\}$ と等しくなる．よって，プログラムでは $\{p_k\}$ と $\{q_k\}$ を以下のように計算している．引数 wi のウェーブレットインデックスはタップ数と同じものである．

104wavelet.c（wavelet_2d 関数）

```
// フィルタ係数の決定
pk = (double *) malloc ((size_t) wi*sizeof (double)) ;
qk = (double *) malloc ((size_t) wi*sizeof (double)) ;
for (k = 0; k < wi; k++)
{
        pk[k] = D2_20[wi / 2 - 1][k];
}
for (k = 0; k < wi; k++)
{
        qk[k] = pow (-1.0, (double) k) * pk[wi - k - 1];
}
```

2 次元多重解像度解析において，解像度のレベルを順に下げる場合は，LL 成分のみに 2 次元ウェーブレット変換の操作を行っていく．プログラムでは，指定した深さの数 dp だけ繰り返し，2 次元ウェーブレット変換をする領域を繰り返しごとに半分にしながら 2 次元ウェーブレット変換を行っている．

```
// 深さの繰り返し（-1 から始めて 1 つずつ減っていく）
// 繰り返すごとに 2 次元ウェーブレット変換は左上 1/4 領域で行っていく
// よって，2 次元ウェーブレット変換の幅 mx と高さ my は 1/2 になっていく
for (n = 0, mx = nx, my = ny ; n > dp ; n--, mx/=2, my/=2)
{
        // 2 次元ウェーブレット変換を行う領域のメモリの確保
        im2 = (double *) malloc ((size_t) mx*my*sizeof (double)) ;

        // 2 次元ウェーブレット変換領域に元のデータから必要な部分（左上）を複写する
        for (i = 0 ; i < my ; i++)
                for (j = 0 ; j < mx ; j++)
                        im2[i*mx+j] = img[i*nx+j];

        // 2 次元ウェーブレット変換
        wt2d (im2, mx, my, wi, pk, qk) ;

        // 変換後の画像を元のデータから複写した部分に戻す
        for (i = 0 ; i < my ; i++)
                for (j = 0 ; j < mx ; j++)
                        img[i*nx+j] = im2[i*mx+j];

        // 2 次元ウェーブレット変換領域を開放する
        free (im2) ;
}
```

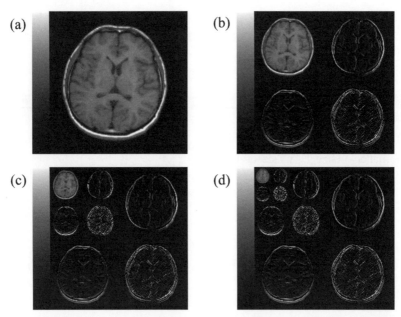

図1-50　ハールのウェーブレットを用いた多重解像度解析（H成分を10倍強調して表示）

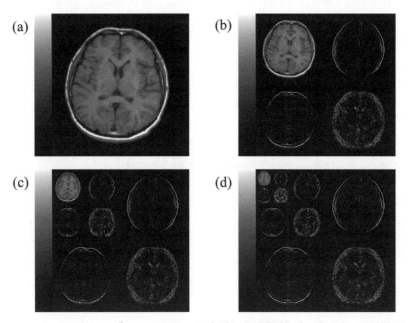

図1-51　ドベシィのウェーブレットを用いた多重解像度解析（H成分を10倍強調して表示）

　ハールのウェーブレットで2次元多重解像度解析を行った結果を図1-50に示す．ハールのウェーブレットで行った多重解像度解析は，線形解像度変換と同じ結果になる．ドベシィの $N = 2$（タップ数 = 4）のウェーブレットで多重解像度解析を行った結果を図1-51に示す．ドベシィの解像度解析を行ったときの周波数特性は，N が大きくなるにつれて遮断特性の優れたローパスフィルタのようになり，より高域成分が削除されるようになる．よって，ハールに比べてドベシィの低解像度では，高域成分が早

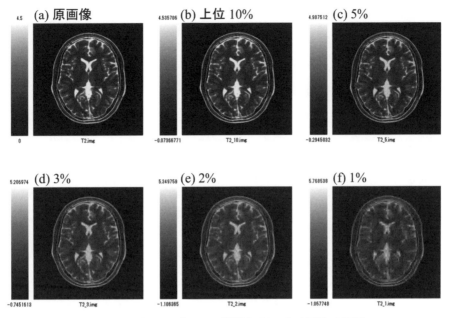

図 1-52　ウェーブレット閾値処理による画像の復元

めに遮断されるような画像になっている．

　3次元で多重解像度解析を行う場合は，横方向（x方向）にレベルを1つ下げる1次元ウェーブレット変換を行い，次に縦方向（y方向）にレベルを1つ下げる1次元ウェーブレット変換を行い，さらに奥行方向（z方向）にレベルを1つ下げる1次元ウェーブレット変換を行う．プログラムでは，2次元の多重解像度解析に奥行方向（z方向）の次元を加えたものになっている．3次元多重解像度解析において，解像度のレベルを順に下げる場合は，3つの次元で低解像度に対応するLLL成分のみに3次元ウェーブレット変換の操作を行っていく．

(9) ウェーブレット変換による閾値処理

　非ゼロの画素値が少ない画像はスパース画像となるが，実際のMR画像は血管撮影画像を除きほとんどがスパース画像ではない．スパース変換とは画素単位で表された実空間から離散コサイン変換，ウェーブレット変換，空間差分処理などによって非ゼロ成分を少なくするような空間に変換することである．前述したように圧縮センシングの理論によってスパース画像はランダムサンプリングから原信号を復元できることが保証されている．実際，MR画像の多くはスパース変換を行ってもスパース画像となるわけではないが，スパース変換された空間（差分処理やウェーブレット変換後の空間）において信号のエネルギーが低周波成分に集中し高周波成分との分離がしやすくなると圧縮センシングが可能といわれている．本節ではウェーブレット変換の係数を大きい順に並べた後，閾値処理によって大きい値のみを用いて原画像の復元を試みる．図 1-52 は頭部T2強調画像[27]で大きい方から5%のウェーブレット係数のみで原画像とほとんど遜色ない画像が得られている．図 1-53 は Shepp-Logan ファントム，図 1-54 は画質評価の標準画像として用いられるレナ画像を示す．

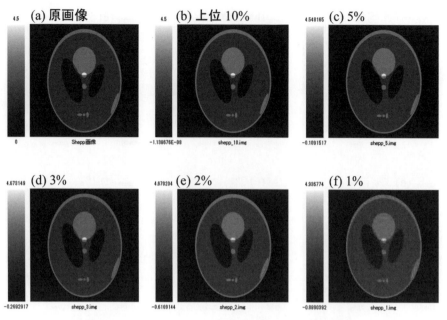

図 1-53　ウェーブレット閾値処理による画像の復元

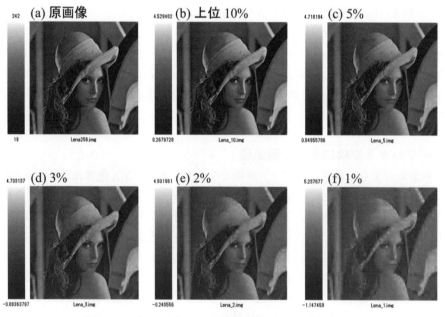

図 1-54　ウェーブレット閾値処理による画像の復元

(10) トータルバリエーション（TV：全変動）

1次元関数の勾配（微分）は次式で表される．

$$f'(x) = \lim_{h \to 0} \frac{f(x+h) - f(x)}{h} \tag{1-59}$$

2次元関数の場合の微分はそれぞれの方向の勾配を表し以下の偏微分係数で与えられる．

$$\left(\frac{\partial f}{\partial x}\right), \quad \left(\frac{\partial f}{\partial y}\right) \tag{1-60}$$

勾配の大きさ ∇f は偏微分係数の2乗和の平方根である．

$$\nabla f = \sqrt{\left(\frac{\partial f}{\partial x}\right)^2 + \left(\frac{\partial f}{\partial y}\right)^2} \tag{1-61}$$

TVノルムとは勾配の大きさのL1ノルムとして次式で表される[28]．

$$\mathrm{TV} = \iint \|\nabla f(x,y)\|_1 dxdy = \iint \sqrt{\left(\frac{\partial f}{\partial x}\right)^2 + \left(\frac{\partial f}{\partial y}\right)^2} \, dxdy \tag{1-62}$$

本書では，便宜上，原画像を x，観測データを y，観測行列を A としているのでこの表記に書き換えると離散データの勾配の大きさは次式で表される．

$$|\nabla x_{i,j}| = \sqrt{(x_{i,j} - x_{i-1,j})^2 + (x_{i,j} - x_{i,j-1})^2} \tag{1-63}$$

あるいは次式も用いられる．

$$|\nabla x_{i,j}| = |x_{i,j} - x_{i-1,j}| + |x_{i,j} - x_{i,j-1}| \tag{1-64}$$

ここでは大きさを表すのに絶対値記号を用いている．するとTVノルムは

$$\|x_{TV}\|_1 = \sum_{i,j} |\nabla x_{i,j}| = \sum_{i,j} \sqrt{(x_{i,j} - x_{i-1,j})^2 + (x_{i,j} - x_{i,j-1})^2} \tag{1-65}$$

となる．TVノルムの微分を以下のように表す．

$$\nabla \|x_{TV}\|_1 = \frac{\partial \|x_{TV}\|_1}{\partial x_{i,j}} \tag{1-66}$$

上式は分母がゼロのとき次式の関係から微分不可能になるが

$$\lim_{x \to +0} \frac{|x|}{x} = +1, \qquad \lim_{x \to -0} \frac{|x|}{x} = -1 \tag{1-67}$$

絶対値 $|x|$ の関数を x に比べ微小量 ε を導入し以下のように近似すると

$$|x| \simeq \sqrt{x^T x + \varepsilon} \tag{1-68}$$

微分を計算できる．

$$\frac{\partial |x|}{\partial x} \simeq \frac{x}{\sqrt{x^T x + \varepsilon}} \tag{1-69}$$

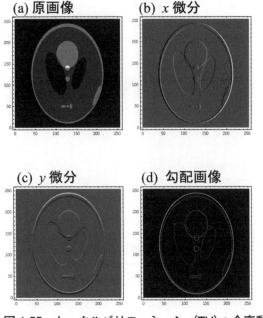

図 1-55　トータルバリエーション（TV）：全変動

実際の計算には以下の近似式が提案されている[29]．

$$\frac{\partial \|\nabla x_{TV}\|_1}{\partial x_{i,j}} \simeq \frac{x_{i,j} - x_{i-1,j}}{\sqrt{(x_{i,j} - x_{i-1,j})^2 + (x_{i-1,j+1} - x_{i-1,j})^2 + \varepsilon}}$$

$$+ \frac{x_{i,j} - x_{i,j-1}}{\sqrt{(x_{i+1,j-1} - x_{i,j-1})^2 + (x_{i,j} - x_{i,j-1})^2 + \varepsilon}} - \frac{x_{i+1,j} + x_{i,j+1} - 2x_{i,j}}{\sqrt{(x_{i+1,j} - x_{i,j})^2 + (x_{i,j+1} - x_{i,j})^2 + \varepsilon}}$$

(1-70)

ここで ε は 10^{-8} 程度の極めて小さな数値で緩和の効果がある．(1-69) 式をそのまま適用すると L1 ノルムの微分は次式で表される．

$$\frac{\partial \|\nabla x_{TV}\|_1}{\partial x_{i,j}} \simeq \frac{x_{i,j}}{\sqrt{(x_{i,j})^2 + \varepsilon}} \tag{1-71}$$

TV は画像を x，y 方向に微分し勾配を求めその総和を求めれば計算できる．図 1-55 に TV の計算過程を示す．図 1-56 の 1 行に T1 強調画像について (1-63) 式 (a)，(1-64) 式で求めた勾配画像 (b)，(1-64) 式の 1 次微分に次式の 2 次微分を加えて計算した勾配画像（$a = 0.77$ とした）(c)，2 行に T2 強調画像の例を示す（(d) - (f) は (a) - (c) に対応）．

$$g_1 = |x_{i,j} - x_{i-1,j}| + |x_{i,j} - x_{i,j-1}|$$

$$g_2 = |x_{i,j-1} - 2x_{i,j} + x_{i,j+1}| + |x_{i-1,j} - 2x_{i,j} + x_{i+1,j}| + |x_{i,j} - x_{i,j-1} - x_{i-1,j} + x_{i-1,j-1})|$$

(1-72)

$$|\nabla x_{i,j}| = ag_1 + (1-a)g_2 \tag{1-73}$$

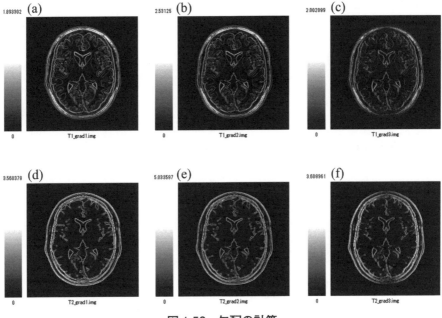

図 1-56　勾配の計算

計算される勾配の大きさは (1-64) 式,(1-73) 式,(1-63) 式の順であった．T1 強調画像では白質，灰白質，脳脊髄液の 3 組織に着目すると，値が一番大きいすなわち近傍画素よりも勾配が大きくなる白質が明瞭に描出され，T2 強調画像では値が一番大きい脳脊髄液が強く描出されている．

(11) 画像再構成式の表記

L1 ノルムはベクトル成分の絶対値の和でありこれが小さいことを非ゼロ成分が少ないと仮定すれば（この仮定はもちろん正しくなく，小さな値を持つ非ゼロ成分の数が多くても L1 ノルムが小さくなる場合がある），L1 ノルムを最小化することでスパース解を得ることができる．雑音がない場合に線形方程式を満たし L1 ノルムを最小化するように原信号を求める問題は次式で表される．

$$\arg\min_{x} \|x\|_1 \quad \text{subject to} \quad Ax = y \tag{1-74}$$

この式は原信号と観測データ間に $Ax = y$ の関係が成り立つもとで L1 ノルムを最小化するような x を求めるという意味である．Subject to は「右側の式の条件のもとで」を表すのに用いられる．雑音が存在する場合には等式関係ではなく雑音レベル以下の定数 r を用い次式で表す．

$$\arg\min_{x} \|x\|_1 \quad \text{subject to} \quad \|Ax - y\|_2 < r \tag{1-75}$$

この式は原信号と観測データの間に L2 ノルムが r 未満という条件のもとで L1 ノルムを最小化する x を求めるという意味である．subject to の代わりに以下のように記載される例もある．

$$\arg\min_{x} \|x\|_1 \quad \text{subj. to} \quad \|Ax - y\|_2 < r \tag{1-76}$$

$$\arg\min_{x} \|x\|_1 \quad \text{s.t.} \quad \|Ax - y\|_2 < r \tag{1-77}$$

以上の式は拘束付き最適化と呼ばれる．一方，ラグランジェの未定乗数法を用いると拘束付き最適化は拘束なし最適化として，観測行列Aをフーリエ変換の演算子に置き換え次式で実行することができる．

$$\arg\min_x \left[\frac{1}{2}\|\mathcal{F}_u x - y\|_2^2 + \lambda \|x\|_1\right] \tag{1-78}$$

圧縮センシングではL1ノルムとしてウェーブレット変換によるスパース変換と全変動の差分処理よるスパース変換の両方が用いられることが多い．xの全変動をx_{TV}のように書いてこれまでのL1ノルムの表記で最適化問題を記載すると次式のようになる．λ_1, λ_2は第2項，第3項に掛ける重み係数（定数）である．

$$\arg\min_x \left[\frac{1}{2}\|\mathcal{F}_u x - y\|_2^2 + \lambda_1 \cdot \|x\|_1 + \lambda_2 \cdot \|x_{TV}\|_1\right] \tag{1-79}$$

一方，次式のように記載する例もある．

$$\arg\min_x \left[\frac{1}{2}\|\mathcal{F}_u x - y\|_2^2 + \lambda_1 \cdot \|x\|_1 + \lambda_2 \cdot \|x\|_{TV}\right] \tag{1-80}$$

(1-79)はL1ノルムを強調した表記であり，(1-80)式は全変動が勾配のL1ノルムになっているため，しいて下付添字に1を表記しない仕方である．

L1ノルムを最小化するL1再構成は再構成されるスパース係数をやや縮ませる傾向にあることが報告されている[11]．すなわち再構成値は原信号の値よりもやや小さくなる．このやや小さい再構成値となる傾向は (1-75) 式のrを小さく設定することで減少する．本書ではL1再構成を拘束なしの (1-80) 式で行っている．λ_1, λ_2を大きくするとL1正則化の効果が大きくなる一方，原画像と観測データの一致度は低下する．逆にλ_1, λ_2を小さくするとL1正則化の効果が小さくなり，原画像と観測データの一致度は高くなる．

〔第3節〕 1次元信号の復元

これまで2次元画像と3次元画像を用い圧縮センシングの概要を紹介した．本節では圧縮センシングの理解を深めるため，1次元信号を例に等間隔アンダーサンプリング，ランダムアンダーサンプリング，閾値処理による信号の復元について述べる．

(1) 等間隔アンダーサンプリング

1次元信号からの復元実験の準備としてはじめにスパース信号を作成する．データ数を$N = 128$としてすべてゼロにしておく．次に乱数を用い不特定の位置に必要な数だけ非ゼロの信号を配置すると1次元スパース信号が得られる．図1-57は非ゼロの信号の数をKとして (a) $K = 1$, (b) $K = 5$, (c) $K = 16$, (d) $K = 32$ それぞれのスパース信号を示す．図1-58は (a) $K = 5$のスパース信号に (b) 標準偏差 $\sigma = 0.01$, (c) $\sigma = 0.03$, (d) $\sigma = 0.05$ のガウス雑音を加えたものを示す．(d) は後にランダムアンダーサンプリングの信号と信号の漏れから生じる雑音（(d) のような真の雑音ではないことに注意）との比較に用いる．ランダムサンプリングの特徴を明確にするため，はじめに等間隔にアンダーサンプリングしたときに生じる折り返しアーチファクトの実験を行う．そこで，折り返しに関し復習する．連続的な関数$f(x)$をΔxの間隔ごとに離散化しフーリエ変換すると図1-59 (a) のように原

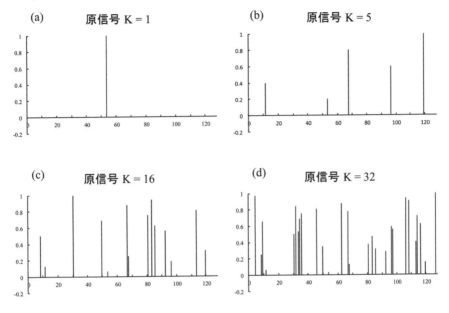

図 1-57　乱数を用いたスパース信号の作成
データ数 128 のうち非ゼロの信号数 K が (a) 1, (b) 5, (c) 16, (d) 32 の例を示す. 以後の実験に K が 5 の原信号 $K = 5$ を用いた. これは横座標を x として x が 0 から 127 の $x = 11, 53, 67, 91, 119$ における信号の値が 0.4, 0.2, 0.8, 0.6, 1.0 である.

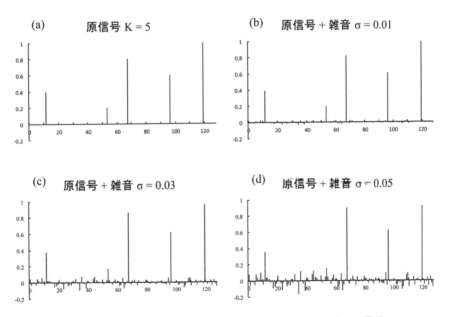

図 1-58　ガウス雑音（白色雑音）が加わったスパース信号
データ数 128 のうち非ゼロでの信号数 $K = 5$ のデータ (a), (b) (a) に平均 $\mu = 0$, 標準偏差 $\sigma = 0.01$ のガウス雑音を付加したデータ, (c) $\mu = 0$, $\sigma = 0.01$, (d) $\mu = 0$, $\sigma = 0.05$, それぞれガウス雑音を付加したデータを示す.

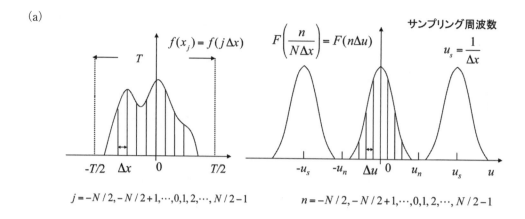

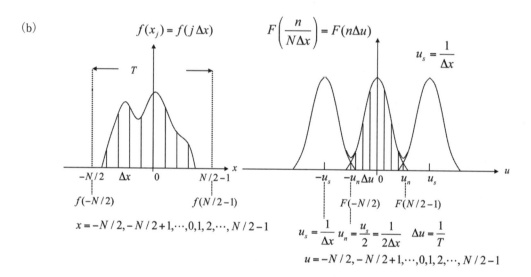

図 1-59　離散フーリエ変換と複製

信号のスペクトルの他に複製が生じる（両隣の複製のみを示す）．Δx は実空間の関数を離散化（サンプリング）する間隔（幅）を表し，サンプリング周期という．この Δx の逆数をサンプリング周波数といい u_s で表す．

$$u_s = \frac{1}{\Delta x} \tag{1-81}$$

また，サンプリング周波数の 1/2 をナイキスト周波数といい u_n で表す．

$$u_n = \frac{u_s}{2} = \frac{1}{2\Delta x} \tag{1-82}$$

$f(x)$ のある区間 T について，サンプリング周期 Δx で離散化し N 個のデータとし，それを離散フーリエ変換すると，データの区間 T，サンプリング周期 Δx，データの個数 N の間には次式の関係がある．

$$\Delta x = \frac{T}{N} \tag{1-83}$$

離散フーリエ変換は周波数空間においてもデータが離散化され，その間隔 Δu は実空間で計算の対象にした区間の幅（同期）T と次式の関係がある．

$$\Delta u = \frac{1}{N \Delta x} = \frac{1}{T} \tag{1-84}$$

(1-81) 式から，Δx を小さくして細かく $f(x)$ を離散化すると原点を中心とするスペクトルと隣の複製の距離が大きくなる．逆に図 1-59 (b) のように Δx を大きくして粗く $f(x)$ を離散化すると，原点を中心とするスペクトルと隣の複製との距離が短くなり，Δx の大きさによっては原信号のスペクトルと複製とが重なる．これが折り返しアーチファクトである．折り返しアーチファクトを防ぐには (1-82) 式の Δx 以下のサンプリング周期が必要になる．正確に離散フーリエ変換を行うには周期 T とデータ数 N をできるだけ大きくとる．

それでは，実際に折り返しアーチファクトを作成してみよう．図 1-60 は (a) データ数 $N = 128$（番号：0-127）のうち 5 つだけ非ゼロの値を持つスパース信号で非ゼロの値を持つデータの番号と値は (11, 0.4)，(53, 0.2)，(67, 0.8)，(96, 0.6)，(119, 1) である．(b) (a) のフーリエ変換 _ 実部，(c) 虚部，(d) 収集率 $R = 1/4$，ガウス確率密度関数の半値幅 FWHM $= 0.6$ の条件で，(b) と (c) をランダムサンプリングしたときの実部，(e) 虚部，(f) フーリエ逆変換した実部をそれぞれ示す．(g) は (f) と比較しやすいようにするため原信号を再掲している．(f) にはアンダーサンプリングによって 5 つの信号以外に大小様々なピークが原信号ではゼロであった位置に生じる．収集率 $R = 1/4$ のとき周波数空間のサンプリング周期 Δu はフルサンプリングの 4 倍になり，ナイキスト周波数は 0.5 cycles/画素から 0.125 cycles/画素に減少し実空間の周期 T は 1/4 の 128/4 = 32 画素となる．

サンプリング周期	ナイキスト周波数	実空間の周期
$\Delta u = 1/128$	0.5 cycles/画素	$T = 1/\Delta u = 128$
$\Delta u = 4/128$	0.125 cycles/画素	$T = 1/\Delta u = 32$

周期 T のとき整数を n とすると番号 i の信号について次式が成り立つ．

$$x_i = x_{i \pm nT} \tag{1-85}$$

その結果，フーリエ逆変換されると原信号の 5 つの信号が図 1-61 のように実空間に周期 32 画素ごとに 4 個出現する．例えば，$i = 11$ の信号については図 1-61 (a) のように $i = 43, 75, 107$ の位置に複製が出現する．

(2) ランダムアンダーサンプリング

図 1-62 (a) は図 1-60 と同じ $K = 5$ のスパース信号，(b) は (a) に $\sigma = 0.05$ のガウス雑音を加えた雑音を含むスパース信号，(c) は (a) をフーリエ変換し $\Delta u = 4/128$ で等間隔アンダーサンプリングした後フーリエ逆変換した信号，(d) は (a) をフーリエ変換し $\Delta u = 4/128$ で等間隔アンダーサンプリングのデータ数に合わせ，$R = 1/4$ でランダムアンダーサンプリングした後フーリエ逆変換した信号を表す．(b)，(c)，(d) を比較するとランダムアンダーサンプリングの特徴がわかる．(c) の等間隔アンダーサンプリングと (d) のランダムアンダーサンプリングによる観測データは明らかに異なり，(d) は原信号にガウス雑音を加えたような様相を呈する．(c) では原信号と複製の識別が不可能なので

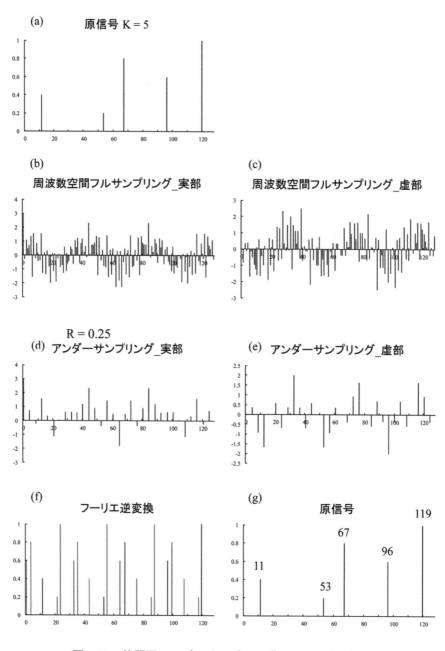

図 1-60　等間隔アンダーサンプリングによる 1 次元観測

複製の位置

$T = 32$　　$x_i = x_{i \pm nT}$

$i = 11$の信号に付随する複製

$11 + 1 \times 32 = 43$
$11 + 2 \times 32 = 75$
$11 + 3 \times 32 = 107$

折り返しのある観測データから原信号の復元は不可能

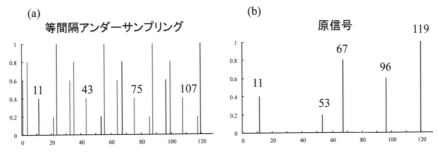

図1-61　等間隔アンダーサンプリングで生じる複製

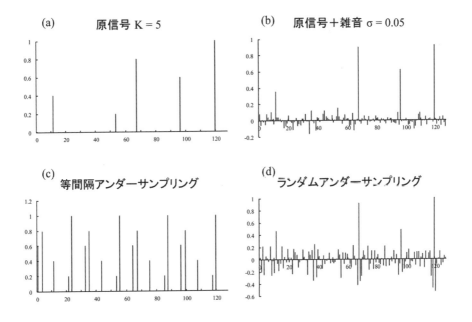

図1-62　ランダムアンダーサンプリングと雑音類似性模様

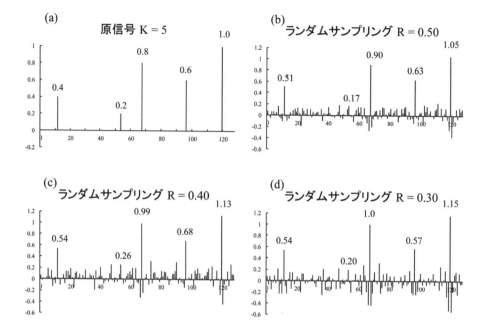

図 1-63 ランダムアンダーサンプリングによる 1 次元観測

等間隔アンダーサンプリングから原信号を復元することはできないが，(d) でのランダムアンダーサンプリングでは原信号＋雑音に類似した観測データになるため，閾値処理を行うことで原信号の回復が可能となる．図 1-63 は収集率 R を変えたときのランダムアンダーサンプリングによる観測データを示す．数字は 5 つの原信号の位置における値を示す．

(3) L2 正則化による信号の復元

原信号 x を N 次元ベクトル，観測データ y を M 次元ベクトル，観測行列 A を $M \times N$ 行列とするときこれらの関係は次式の線形方程式で表される．

$$A x = y \tag{1-86}$$

y には通常雑音が含まれるので (1-86) 式に含めると次式となる．

$$y = A x + n \tag{1-87}$$

観測データ y から原信号 x を推定するのに差の 2 乗和の最小を用いることにする．

$$\hat{x} = \arg\min_{x} \frac{1}{2} \|A x - y\|_2^2 = \sum_{i=1}^{N} \arg\min_{x_i} \frac{1}{2}(A x_i - y_i)^2 \tag{1-88}$$

目的関数を $Q(x)$ として展開する．

$$Q(x) = \frac{1}{2} \|A x - y\|_2^2 = \frac{1}{2}(A x - y)^T (A x - y) = \frac{1}{2}(x^T A^T A x - 2 x^T A^T y + y^T y) \tag{1-89}$$

目的関数の最小化は目的関数を微分しゼロと置くことで得られる．

$$\frac{\partial Q(x)}{\partial x} = \nabla Q = A^T (A x - y) = 0 \tag{1-90}$$

これから原信号の推定値は

$$\hat{x} = (A^T A)^{-1} A^T y \tag{1-91}$$

となる．

次に L2 ノルムの正則化項を (1-88) 式に付けた次式から x を推定する．

$$\hat{x} = \arg\min_{x} \frac{1}{2}\left[\|Ax - y\|_2^2 + \lambda \|x\|_2^2\right] = \sum_{i=1}^{N} \arg\min_{x_i} \frac{1}{2}\left((Ax_i - y_i)^2 + \lambda x_i^2\right) \tag{1-92}$$

$$Q(x) = \frac{1}{2}\left[\|Ax - y\|_2^2 + \lambda \|x\|_2^2\right] \tag{1-93}$$

$$\nabla Q(x) = A^T (Ax - y) + \lambda x = 0$$

から

$$\hat{x} = (A^T A + \lambda I)^{-1} A^T y \tag{1-94}$$

となる．ここで I は単位行列を表す．簡単にするため観測行列を単位行列 $A = I$ として x を求める手順を以下に示す．

$$y = x + n \tag{1-95}$$

$$\hat{x} = \arg\min_{x} \frac{1}{2}\left[\|x - y\|_2^2 + \lambda \|x\|_2^2\right] = \sum_{i=1}^{N} \arg\min_{x_i} \frac{1}{2}\left((x_i - y_i)^2 + \lambda x_i^2\right) \tag{1-96}$$

$$Q(x) = \frac{1}{2}\left[\|x - y\|_2^2 + \lambda \|x\|_2^2\right] \tag{1-97}$$

$$\nabla Q(x) = (x - y) + \lambda x = 0$$

から

$$\hat{x}_i = \frac{y_i}{1 + \lambda} \tag{1-98}$$

となる．図 1-64 は $K = 5$ のスパース信号 (a) に $\sigma = 0.05$ のガウス雑音を加えた観測データ y (b) から，(1-98) 式で $\lambda = 0.01$ (c)，$\lambda = 0.1$ (d) としたときの復元信号を示す．(1-98) 式から予想されるように λ の値が大きいほど復元信号の値は小さい．着目することは，(c) や (d) には原信号の他に多くの小さな値がありスパース信号となっていないことである．すなわち，L2 正則化ではスパース信号を復元できない．

(4) L1 正則化を用いたソフト閾値による信号の復元

L1 正則化を用いて解いてみよう[13]．

$$\hat{x} = \arg\min_{x} \left[\frac{1}{2}\|x - y\|_2^2 + \lambda \|x\|_1\right] = \sum_{i=1}^{N} \arg\min_{x_i} \left(\frac{1}{2}(x_i - y_i)^2 + \lambda |x_i|\right) \tag{1-99}$$

$$Q(x) = \left[\frac{1}{2}\|x - y\|_2^2 + \lambda |x|_1\right] \tag{1-100}$$

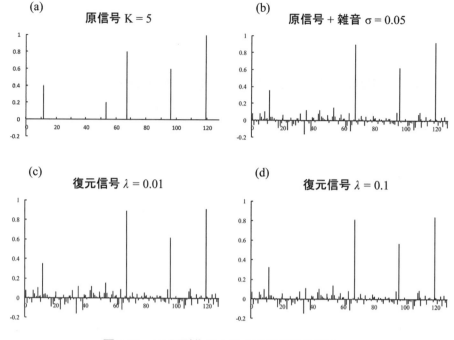

図 1-64　L2 正則化による 1 次元信号の復元
データ数 128 のうち非ゼロの信号数 $K = 5$，(b) (a) に平均 $\mu = 0$，標準偏差 $\sigma = 0.05$ のガウス雑音を付加したデータ，(c) 閾値 $\lambda = 0.01$，(d) $\lambda = 0.1$ の L2 ノルム制約による信号の復元を示す．非ゼロ成分が多くスパース解とならない．

$x > 0$ のとき

$$\nabla Q(x) = x - y + \lambda \cdot 1 = 0$$

から

$$\hat{x} = y - \lambda \tag{1-101}$$

となる．
$x < 0$ のとき

$$\nabla Q(x) = x - y + \lambda \cdot (-1) = 0$$

から

$$\hat{x} = y + \lambda \tag{1-102}$$

となる．$x > 0$ を満たすのは (1-101) 式から $y > \lambda$，$x < 0$ を満たすのは (1-102) 式から $y < -\lambda$，これ以外すなわち $|y_i| \leq \lambda$ のとき x はゼロとなる．

$$\hat{x}_i = \begin{cases} y_i + \lambda & y_i < -\lambda \\ 0 & |y_i| \leq \lambda \\ y_i - \lambda & y_i > \lambda \end{cases} \tag{1-103}$$

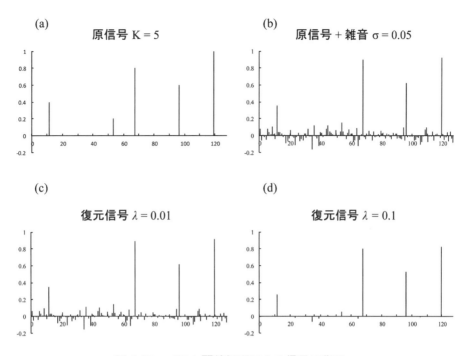

図1-65 ソフト閾値処理による信号の復元
(a) データ数128のうち非ゼロの信号数 $K = 5$，(b) (a) に平均 $\mu = 0$，標準偏差 $\sigma = 0.05$ のガウス雑音を付加したデータ，(c) 閾値 $\lambda = 0.01$，(d) $\lambda = 0.1$ のL1ノルム正則化による信号の復元を示す．(d) $\lambda = 0.1$ では非ゼロ成分が少なくスパース解に近いが復元信号の値は原信号に比べ小さく定量性が保持されていない．

図1-65は $K = 5$ のスパース信号（a）に $\sigma = 0.05$ のガウス雑音を加えた観測データ y（b）から，(1-103) 式で $\lambda = 0.01$ (c)，$\lambda = 0.1$ (d) としたときの復元信号を示す．(c) には信号以外の小さな値があるが (d) では原信号以外の小さな値は数が少なくなっておりスパース信号に近づいている．(d) は原信号に比較し復元信号の値は小さいがスパース信号に近づいていることから，L1正則化はスパース信号の復元可能性を示唆している．**図1-66**（a）は入力と出力が比例関係を保つ復元手法，(b) ～ (d) は入力と出力が比例しない非線形な復元手法であるソフト閾値関数の模式図を示す．閾値関数は入力 y_i を出力 x_i に変える関数であり，入力が $|y_i| \le \lambda$ のとき x_i の値をゼロにし，これ以外のときには y_i の値を縮ませて x_i とする働きがある．このような働きをする閾値関数を次式で表すことにする．

$$\hat{x}_i = ST_\lambda(y_i) = \begin{cases} y_i + \lambda & y_i < -\lambda \\ 0 & |y_i| \le \lambda \\ y_i - \lambda & y_i > \lambda \end{cases} \quad (1\text{-}104)$$

絶対値 $|x|$ 関数は原点で微分可能でないため，原点でも微分可能にした次式の疑似L1正則化関数が報告されている[4]．

$$R(x) = |x| - s\log(1 + |x|/s) \quad (1\text{-}105)$$

この関数の1階微分と2階微分は次式で表される．

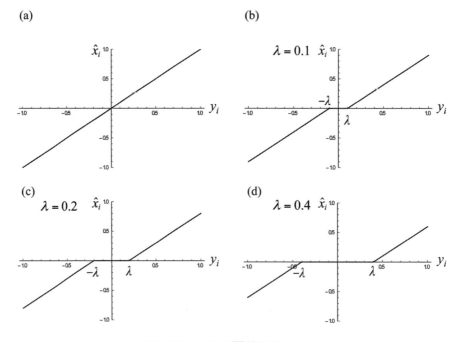

図 1-66 ソフト閾値処理

$$\frac{dR(x)}{dx} = \frac{|x|\mathrm{sgn}(x)}{s+|x|}, \quad \frac{d^2R(x)}{dx^2} = \frac{s}{(s+|x|)^2} \tag{1-106}$$

ここで sgn (x) は符号関数を表す.

$$\mathrm{sgn}(x) = \begin{cases} 1 & x > 1 \\ -1 & x < 1 \end{cases} \tag{1-107}$$

例えば目的関数が次式のとき

$$Q(x) = \frac{1}{2}(x-y)^2 + \lambda R(x) \tag{1-108}$$

(1-105) 式を代入し微分すると次式が得られる.

$$\frac{dQ(x)}{dx} = x - y + \lambda \frac{|x|\mathrm{sgn}(x)}{s+|x|} = 0 \tag{1-109}$$

ここで $x > 0$ のとき

$$x - y + \lambda \frac{x}{s+x} = \frac{(x+s)(x-y) + \lambda x}{s+x} = 0$$

から

$$\hat{x} = \frac{(y-s-\lambda) + \sqrt{(s+\lambda-y)^2 + 4sy}}{2} \tag{1-110}$$

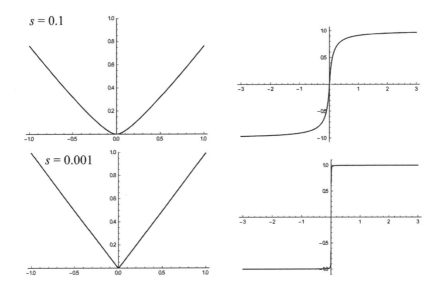

図 1-67 疑似 L1 関数

となる．図 1-67 に示すように $s = 0.1$, $s = 0.001$ と小さくしていくと $|x|$ 関数に類似した関数になる．

(5) POCS による信号の復元

Projection onto convex (POCS) 法[13] は信号の復元に広く用いられている．線形方程式 $y = Ax$ の拘束条件を付けながらソフト閾値処理を繰り返し行う．

$$Ax = y$$

において x の推定値のフーリエ変換を大文字の X で表す．

$$\hat{X}_i = \mathcal{F} \hat{x}_i$$
$$\hat{x}_i = \mathcal{F}^{-1} \hat{X}_i \tag{1-111}$$

$$ST(\hat{x}_i, \lambda) = \begin{cases} 0 & |\hat{x}_i| < \lambda \\ \frac{(|\hat{x}_i| - \lambda)}{|\hat{x}_i|} \hat{x}_i & |\hat{x}_i| > \lambda \end{cases} \quad \text{subject to} \quad \hat{X}_{i+1}[j] = \begin{cases} \hat{X}_i[j] & \text{if } y[j] = 0 \\ y[j] & \text{otherwise} \end{cases} \tag{1-112}$$

手順

①原信号を図 1-68（a）としてフーリエ変換．各図の数値は信号の値を示す．
②収集率 R でランダムサンプリングを行う．この例では R = 0.5 としている（b）．
③フーリエ逆変換し実空間に戻し予想信号（反復開始後は更新信号）を作成．
④予想信号をフーリエ変換し k 空間に戻す．
⑤フーリエ変換を②と比較し②の非ゼロのフーリエ係数に置き換える．これは（1-112）式の拘

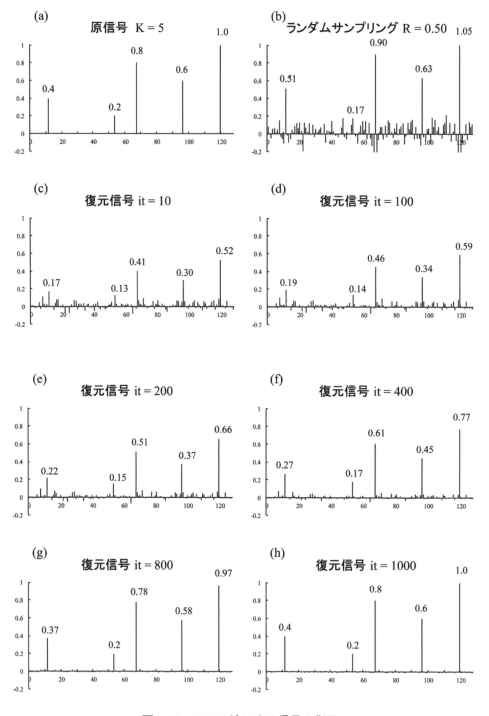

図 1-68　POCS 法による信号の復元

束条件の下側の部分であり，更新信号から計算される観測データと実測観測データとが一致する拘束条件を付けたことに相当する．②のフーリエ係数がゼロの場合は置き換えずにフーリエ変換の係数をそのまま保持する．

⑥閾値処理を行う．

⑦ ③から⑥を繰り返す．

図1-68 (c) から (h) に反復回数 (it) の増加とともに原信号が復元される様子を示す．反復1000回でほぼ原信号の値に復元されている．

(6) 閾値処理による信号の復元

本節で述べたスパース性，ランダムサンプリングと雑音の非干渉性，閾値処理のまとめとして，1次元スパース信号の復元例を紹介する．これは Lustig の論文[11]で圧縮センシングについて比喩的に説明されていた図をもとにプログラム化したものである．図1-69は (a) データ数 N = 128 (番号：0 -127) のうち5つだけ非ゼロの値を持つスパース信号，(b) (a) をフーリエ変換した実部，(c) 虚部，(d) 収集率を R = 0.5, ガウス確率密度関数の半値幅を FWHM = 0.6 にしてランダムサンプリングしたときの実部，(e) 虚部，(f) フーリエ逆変換した実部をそれぞれ示す．非ゼロの値を持つデータの番号と値は (11, 0.4), (53, 0.2), (67, 0.8), (96, 0.6), (119, 1) である．ランダムサンプリングによって5つの信号以外に大小様々なピークが原信号ではゼロであった位置に生じる．上記収集条件であれば折り返しの影響は小さいと仮定し原信号の復元を試みる．(g) は原点 (番号：64) の位置に置いたデルタ関数の線広がり関数 (LSF) で，中心ピーク以外にサイドローブを有しランダムサンプリングの影響が現れている．(f) の雑音 (デルタ関数のエネルギーの漏れ) を含むデータに対し最大値 max を求め，それに最大値をもとに閾値を決める係数 th = 0.6 を掛けた 0.6×max を閾値としてこれ以上のデータはそのまま残し，未満のデータをゼロにする閾値処理によって (h) が得られる．(h) のデータ番号と値は (67, 0.805), (119, 1.03) で原信号の値より若干大きいが5つの信号のうち2つを閾値処理によって復元できている．次に (h) に (g) の線広がり関数を畳み込むと2つの信号の値が他の位置に及ぼす影響を (i) のように推定することができる．(f) から (i) を減算すると (j) が得られ，検出した2つの信号を除いた残りの3つの信号が雑音中に認められる．(j) について最大値を求め th = 0.6 にし 0.6×max を閾値としてこれ以上のデータはそのまま残し，未満のデータをゼロにする閾値処理で (k) となり2つの信号が復元される．続いて (k) と (g) を畳み込むと (l) が得られる．(j) から (l) を減算すると (m) の1番値が小さな信号を復元できる．(n) と (o) は3回目の処理に相当するが (m) で信号が検出できたので実際には必要がない．図1-70は th = 0.3 にし 0.3×max を閾値とした例でこの場合には最初の閾値処理で3つの信号を復元している．以上は原信号を既知としそれをもとに閾値を設定した意図的な例であるが，圧縮センシングとはどのようなものであるかを理解するのに役立つと思われる．

図1-69について数式を用い説明する．ランダムサンプリング後にフーリエ逆変換して得た実空間の信号を $x_u(t)$, $x_u(t)$ の1回目の閾値処理で得られた信号を $x_1(t)$ とする．$x_1(t)$ と線広がり関数 $h(t)$ との畳み込みを行う．

$$x_{1h}(t) = \int_{-\infty}^{\infty} x_1(t')h(t-t')dt' = x_1(t) \otimes h(t) \tag{1-113}$$

ここで $\otimes$ は畳み込みを表す．$x_{1h}(t)$ はランダムサンプリングによって $x_1(t)$ の信号が他の位置に寄与する大きさを表すので，$x_u(t)$ から $x_{1h}(t)$ を減算すれば閾値処理で得られた信号の影響を除いた信号が得られる．

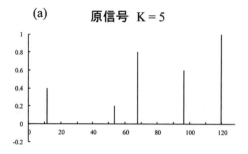
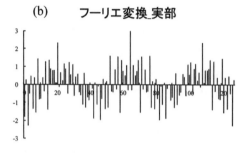
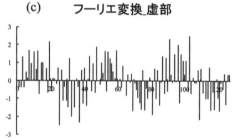
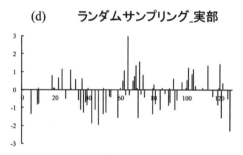
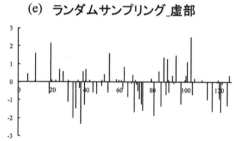
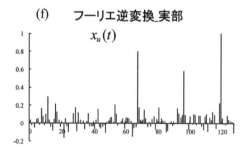
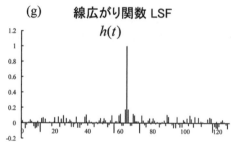

図 1-69　直感的圧縮センシングの説明例 1-1

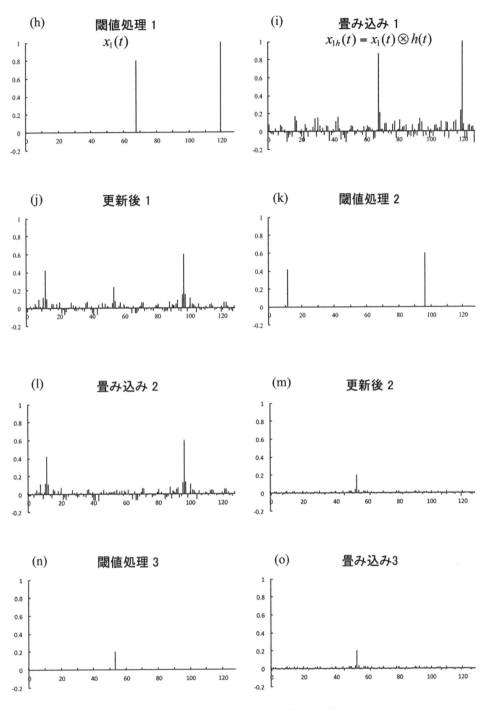

図 1-69　直感的圧縮センシングの説明例 1-2

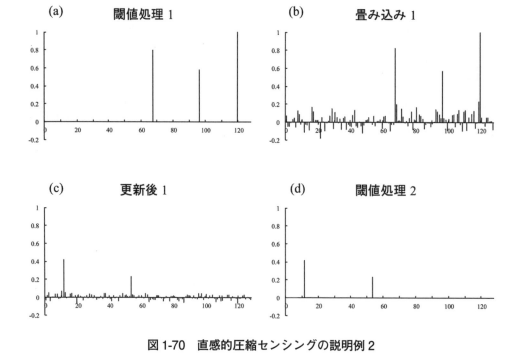

図 1-70 直感的圧縮センシングの説明例 2

$$x_1^1(t) = x_u(t) - x_{1h}(t) \tag{1-114}$$

これを閾値処理すると $x_2^1(t)$ が得られる.

$$x_2^1(t) = \begin{cases} x_1^1(t) & x_1^1(t) > 0.6 \times \max \\ 0 & otherwise \end{cases} \tag{1-115}$$

$x_2^1(t)$ に再び,畳み込み,減算処理し $x_2^2(t)$ を得た後,閾値処理し $x_3^2(t)$ を得る.

$$x_{2h}^1(t) = x_2^1(t) \otimes h(t) \tag{1-116}$$

$$x_2^2(t) = x_2^1(t) - x_{2h}^1(t) \tag{1-117}$$

〈第2章〉
圧縮センシングにおける信号の復元

第1章では圧縮センシングの概要を述べた．本章では圧縮センシングにおける信号の復元についてもう少し詳しく述べる．

〔第1節〕 線形観測式

時間を t，k 空間の位置を r，磁化を $f(r)$，コイルの感度関数を $c(r)$，k 空間のデータ収集の軌跡を $k(t)$ とするとき MRI 信号 $s(t)$ は次式で表される．

$$s(t) = \int f(r)c(r)\exp(-i2\pi k(t)\cdot r)\,dr \tag{2-1}$$

観測データに加わる雑音を n_i とすると観測データ y_i は

$$y_i = \int f(r)c(r)\exp(-i2\pi k(t_i)\cdot r)\,dr + n_i \tag{2-2}$$

となる．ここで，磁化は正方形の画素内に一様に満たされているとし，画素を表す基底関数を $b_j(r)$ として

$$b_j(r) = \begin{cases} 1 & \text{if } r \text{ is inside the } j\text{th pixel} \\ 0 & \text{otherwise} \end{cases} \tag{2-3}$$

磁化を次式で展開する．

$$f(r) = \sum_{j=1}^{N} x_j b_j(r) \tag{2-4}$$

(2-4) 式を (2-2) 式に代入すると MRI の観測は次式の線形式で表される．

$$y = Ax, \qquad x = (x_1, x_2, \cdots, x_N) \tag{2-5}$$

$$a_{ij} = \int b_j(r)c(r)\exp(-i2\pi k(t_i)\cdot r)\,dr \tag{2-6}$$

このように MRI 信号の観測は信号と観測データが直線関係で結ばれた線形式で表される．これを線形観測式と呼ぶことにする．なお，本書ではコイルの感度は位置によらず一定，基底関数は画素を表す矩形関数を想定しており，簡便のため観測行列 A はフーリエ変換の基底関数のみからなると仮定する．

図2-1 の左は原画像を次元の長さ N のベクトルとして x，M 行 N 列の観測行列を A，観察データを次元の長さ M のベクトル y としたとき，x と y が A によって線形関係で結ばれていることを示す．観測データの次元 M が原画像の次元 N よりも大きいか等しいとき ($N \leq M$)，この線形方程式は解くこ

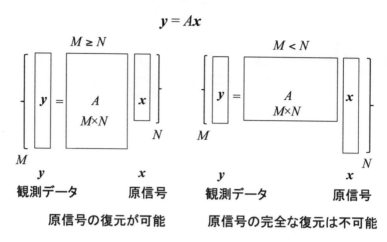

図2-1 原信号と観測データが線形な関係にある観測系

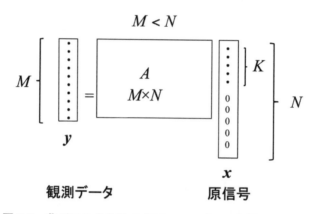

図2-2 非ゼロの成分数 K 個の K-スパースな信号の復元

原信号 x は非ゼロの成分の数が K 個のみで他の成分はすべてゼロ（K-スパース）．このとき非ゼロの成分の位置が既知であれば原信号の復元は可能．

とができ未知ベクトル x は求められる．一方，$(M < N)$ のときには未知数の数が方程式の数よりも多く不定となり，一般に解を一意に定めることができない．ところで，図2-2のように N 個の x のうち非ゼロの個数 K が観測データの個数 M 以下（$K \leq M$）であり，しかも非ゼロの画素の位置がわかっているとすると，非ゼロ成分について方程式を選びその連立方程式を解けば x が求められる．観測データの数を $M = 4$，未知数の信号の数を $N = 6$ とした場合，線形方程式は次式で表される．

$$\begin{pmatrix} y \\ \end{pmatrix} \qquad A \qquad x$$

$$\begin{pmatrix} 2 \\ 4 \\ 7 \\ 9 \end{pmatrix} = \begin{pmatrix} 0 & 1 & 1 & 0 & 0 & 0 \\ 1 & 0 & 1 & 0 & 1 & 1 \\ 1 & 1 & 0 & 1 & 1 & 0 \\ 0 & 1 & 0 & 1 & 0 & 1 \end{pmatrix} \begin{pmatrix} 0 \\ 2 \\ 0 \\ 4 \\ 1 \\ 3 \end{pmatrix} \quad \begin{array}{l} x_1 = x_3 = 0 \\ \text{非ゼロの} \\ \text{成分の位置} \\ \text{が事前に既知} \end{array}$$

$$\begin{pmatrix} y_1 \\ y_2 \\ y_3 \\ y_4 \end{pmatrix} = \begin{pmatrix} 1 & 0 & 0 & 0 \\ 0 & 0 & 1 & 1 \\ 1 & 1 & 1 & 0 \\ 1 & 1 & 0 & 1 \end{pmatrix} \begin{pmatrix} x_2 \\ x_4 \\ x_5 \\ x_6 \end{pmatrix} \quad \begin{array}{l} x_2 = 2 \\ x_5 + x_6 = 4 \\ x_2 + x_4 + x_5 = 7 \\ x_2 + x_4 + x_6 = 9 \end{array} \quad \begin{array}{l} x_2 = 2 \\ x_4 = 4 \\ x_5 = 1 \\ x_6 = 3 \end{array}$$

図 2-3 スパース信号の復元例 ($M = 4$, $K = 4$, $N = 6$)

$$\begin{pmatrix} y_1 \\ y_2 \\ y_3 \\ y_4 \end{pmatrix} = \begin{pmatrix} a_{11} & a_{12} & a_{13} & a_{14} & a_{15} & a_{16} \\ a_{21} & a_{22} & a_{23} & a_{24} & a_{25} & a_{26} \\ a_{31} & a_{32} & a_{33} & a_{34} & a_{35} & a_{36} \\ a_{41} & a_{42} & a_{43} & a_{44} & a_{45} & a_{46} \end{pmatrix} \begin{pmatrix} x_1 \\ x_2 \\ x_3 \\ x_4 \\ x_5 \\ x_6 \end{pmatrix} \qquad (2\text{-}7)$$

信号はスパース信号であることがわかっておりかつ非ゼロ成分の数とその位置が既知としてスパース信号を復元してみよう．図 2-3 は信号の数を $N = 6$，観測データの数を $M = 4$，非ゼロの信号の数を $K = 4$ として，このうち $x_1 = x_3 = 0$ であることがわかっている．これらの条件をもとに線形観測式は図の下のように書き換えることでスパース信号の解が得られる．

しかし，非ゼロの画素の位置が未知の場合にはそう簡単に求められないことが想像される．図 2-4 において未知のベクトル x の非ゼロ成分が多くとも K（$\leq M$）個であると仮定して，既知のベクトル y と既知の $M \times N$ 行列 A から（2-5）式を満たすベクトル x を求める問題を圧縮センシング問題と呼ぶ．もちろん，非ゼロ成分の位置も未知である．未知ベクトル x の非ゼロ成分の割合を信号密度（または疎性）$\rho = K / N$ といい，行列 A の行の数と列の数の比を圧縮率 $\alpha = M / N$ という．

〔第 2 節〕 共役勾配法

Lustig は圧縮センシング MRI の論文で原画像の復元に最適化法として共役勾配法を用いている．本節では勾配法と共役勾配法について簡単な例を用い述べる．

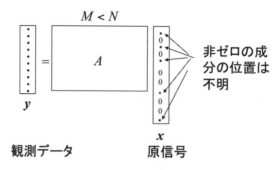

スパースな信号をどのようにして復元するか．

L0 推定：非ゼロの信号の数が最小になるような x を推定．
L1 推定：信号の絶対値の和が最小になるような x を推定．

図 2-4　圧縮センシングによる信号の復元

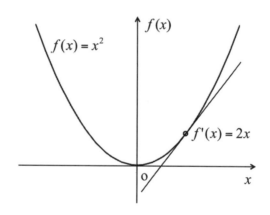

図 2-5　2 次関数とその傾き

（1）勾配法

　勾配法とは，最適化に用いる評価関数の勾配を利用し最適解を探索していく手法の総称である．例えば，図 2-5 に示す

$$f(x) = x^2 \tag{2-8}$$

の最小値を探索する問題を考える．ある点の勾配は

$$f'(x) = 2x \tag{2-9}$$

となるので，傾きはどこでも原点の $x = 0$ の方向を向くことになる．その傾きに従って少しずつ関数の値が小さくなる方へ探索していき，傾きが 0 になったところで最小値となる．図 2-6 に示すように，関数の斜面をボールが転がり落ちていくように探索する．次に 2 次元の関数を考える．例えば，その関数を

$$f(x, y) = 2x^2 + 3y^2 \tag{2-10}$$

とすると，図 2-7 に示すように 3 次元の鳥瞰図になる．1 次元のときと同様にボールを転がして最小値の場所に到達する道筋は，2 次元では様々な道筋が考えられる．図 2-7 を上から見た図 2-8 をもとに考

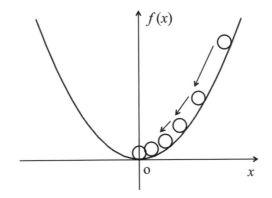

図2-6 2次関数の斜面を転がり落ちるボール

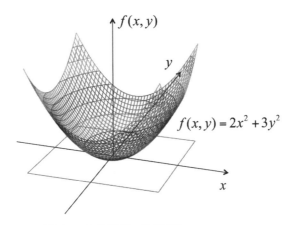

図2-7 2次関数(2次元)

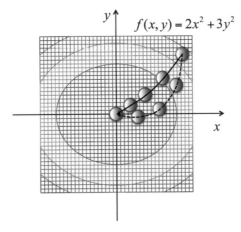

図2-8 2次関数の斜面を転がり落ちるボール(2次元)

えると，図2-8に示した実線や破線の矢印のように異なる道筋で最小値に到達する．最小値への到達の道筋は，その手順をどのように考えるかによって変わってくる．代表的な方法には最急降下法や共役勾配法がある．いずれも評価関数の勾配を利用し最適化を行う方法なので，はじめに修正ベクトルに掛ける係数が一定の場合の勾配法について述べる．

(2) 一定係数の勾配法

勾配法は，指定された地点での関数の傾きを出して，その方向に探索を進めていく方法である．2次元関数 $f(x,y)$ が与えられているとき，初期座標 (x_0, y_0) から次の座標 (x_1, y_1) は

$$\begin{pmatrix} x_1 \\ y_1 \end{pmatrix} = \begin{pmatrix} x_0 \\ y_0 \end{pmatrix} - \alpha \begin{bmatrix} \dfrac{\partial f(x_0, y_0)}{\partial x} \\ \dfrac{\partial f(x_0, y_0)}{\partial y} \end{bmatrix} \tag{2-11}$$

と求められる．$\partial f(x_0, y_0)/\partial x$, $\partial f(x_0, y_0)/\partial y$ はそれぞれ2次元関数の x に関する微分と y に関する微分を表す．ここで α は1回の更新でどのくらい進めるかを決める係数である．これを一般式にすると

$$\begin{pmatrix} x_{k+1} \\ y_{k+1} \end{pmatrix} = \begin{pmatrix} x_k \\ y_k \end{pmatrix} - \alpha \begin{bmatrix} \dfrac{\partial f(x_k, y_k)}{\partial x} \\ \dfrac{\partial f(x_k, y_k)}{\partial y} \end{bmatrix} \tag{2-12}$$

となる．一般式では，k 番目の値から $k+1$ 番目の値を導出する式となっている．この勾配法を (2-10) 式を例に計算してみる．x と y での偏微分係数はそれぞれ

$$\frac{\partial f(x,y)}{\partial x} = 4x \tag{2-13}$$

$$\frac{\partial f(x,y)}{\partial y} = 6y \tag{2-14}$$

となる．初期値 $(x_0, y_0) = (10, 10)$ とし，$\alpha = 0.1$ とすると

$$\begin{pmatrix} x_1 \\ y_1 \end{pmatrix} = \begin{pmatrix} 10 \\ 10 \end{pmatrix} - 0.1 \times \begin{bmatrix} 4 \times 10 \\ 6 \times 10 \end{bmatrix} = \begin{pmatrix} 10-4 \\ 10-6 \end{pmatrix} = \begin{pmatrix} 6 \\ 4 \end{pmatrix}$$

となる．さらに進めていくと，

$$\begin{pmatrix} x_2 \\ y_2 \end{pmatrix} = \begin{pmatrix} 6 \\ 4 \end{pmatrix} - 0.1 \times \begin{bmatrix} 4 \times 6 \\ 6 \times 4 \end{bmatrix} = \begin{pmatrix} 6-2.4 \\ 4-2.4 \end{pmatrix} = \begin{pmatrix} 3.6 \\ 1.6 \end{pmatrix}$$

$$\begin{pmatrix} x_3 \\ y_3 \end{pmatrix} = \begin{pmatrix} 3.6 \\ 1.6 \end{pmatrix} - 0.1 \times \begin{bmatrix} 4 \times 3.6 \\ 6 \times 1.6 \end{bmatrix} = \begin{pmatrix} 3.6-1.44 \\ 1.6-0.96 \end{pmatrix} = \begin{pmatrix} 2.16 \\ 0.64 \end{pmatrix}$$

$$\begin{pmatrix} x_4 \\ y_4 \end{pmatrix} = \begin{pmatrix} 2.16 \\ 0.64 \end{pmatrix} - 0.1 \times \begin{bmatrix} 4 \times 2.16 \\ 6 \times 0.64 \end{bmatrix} = \begin{pmatrix} 2.16-0.864 \\ 0.64-0.384 \end{pmatrix} = \begin{pmatrix} 1.296 \\ 0.256 \end{pmatrix}$$

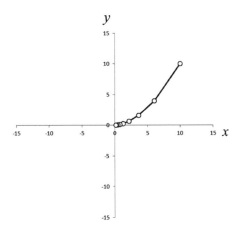

図 2-9　勾配法の最小値探索経路

となる．図 2-9 では徐々に最小値の原点に近づいていく様子が見られる．

(3) 共役勾配法

　勾配法では，ある地点での傾きを算出してその方向に探索を行う．図 2-8 で等高線が楕円の形をしている場合は，傾きの方向は必ずしも楕円の中心を向くとは限らない．よって，探索は一度に中心に向かうことはなく，曲がりながら中心に向かっていく．探索の効率を上げるため，探索の向きを楕円の中心に向くように更新する方法が共役勾配法である．共役勾配法は，もともと

$$a_{11}x + a_{12}y = b_1 \\ a_{21}x + a_{22}y = b_2 \quad , \quad \begin{pmatrix} a_{11} & a_{12} \\ a_{21} & a_{22} \end{pmatrix} \begin{pmatrix} x \\ y \end{pmatrix} = \begin{pmatrix} b_1 \\ b_2 \end{pmatrix} \tag{2-15}$$

のような連立 1 次方程式を解く方法として考えられたものである．ただし，$a_{12} = a_{21}$ の正値対称行列（固有値が正の対称行列をいい，正定値対称行列ともいう）を仮定している．この連立 1 次方程式を解くのは

$$f(x, y) = \frac{1}{2}\left(a_{11}x^2 + a_{12}xy + a_{21}xy + a_{22}y^2\right) - \left(b_1 x + b_2 y\right) \tag{2-16}$$

の 2 次式の最小値を求めることと等価となる．(2-16) 式を行列で表すと

$$f(x, y) = \frac{1}{2}\begin{pmatrix} x & y \end{pmatrix}\begin{pmatrix} a_{11} & a_{12} \\ a_{21} & a_{22} \end{pmatrix}\begin{pmatrix} x \\ y \end{pmatrix} - \begin{pmatrix} b_1 & b_2 \end{pmatrix}\begin{pmatrix} x \\ y \end{pmatrix} \tag{2-17}$$

となる．この式が最小になるように繰り返しを用いた手順は以下のようになる．2 次式の最小値においては (2-17) 式の x および y の偏微分値は 0 になる．よって，

$$\frac{\partial f(x, y)}{\partial x} = a_{11}x + \frac{a_{12} + a_{21}}{2}y - b_1 = 0 \tag{2-18}$$

$$\frac{\partial f(x,y)}{\partial y} = a_{22}y + \frac{a_{12}+a_{21}}{2}x - b_2 = 0 \tag{2-19}$$

と表せる.ここで,$f(x,y)$ が最小値でない場合は,(2-18) 式と (2-19) 式は 0 ではなくなる.これを残差と呼ぶ.ここで,$a_{12} = a_{21}$ の対称行列とすれば残差は次のように計算できる.

① 初期設定における残差を計算する.

$$\begin{pmatrix} g_{x0} \\ g_{y0} \end{pmatrix} = \begin{pmatrix} b_1 \\ b_2 \end{pmatrix} - \begin{pmatrix} a_{11} & a_{12} \\ a_{21} & a_{22} \end{pmatrix} \begin{pmatrix} x_0 \\ y_0 \end{pmatrix}$$

② 探索方向ベクトルを残差で初期化する(残差に等しく置く).

$$\begin{pmatrix} d_{x0} \\ d_{y0} \end{pmatrix} = \begin{pmatrix} g_{x0} \\ g_{y0} \end{pmatrix}$$

以上を初期値とし,k 回目から $k+1$ 回目への反復を以下のように行う.

③ 修正係数を計算する.

$$\alpha_k = \frac{\begin{pmatrix} g_{xk} & g_{yk} \end{pmatrix} \begin{pmatrix} g_{xk} \\ g_{yk} \end{pmatrix}}{\begin{pmatrix} d_{xk} & d_{yk} \end{pmatrix} \begin{pmatrix} a_{11} & a_{12} \\ a_{21} & a_{22} \end{pmatrix} \begin{pmatrix} d_{xk} \\ d_{yk} \end{pmatrix}}$$

④ $k+1$ 回目の近似値を計算する.

$$\begin{pmatrix} x_{k+1} \\ y_{k+1} \end{pmatrix} = \begin{pmatrix} x_k \\ y_k \end{pmatrix} + \alpha_k \begin{pmatrix} d_{xk} \\ d_{yk} \end{pmatrix}$$

ここで,$k+1$ 番目の座標が決まる.

⑤ $k+1$ 回目の近似値に対する残差を計算する.

$$\begin{pmatrix} g_{x(k+1)} \\ g_{y(k+1)} \end{pmatrix} = \begin{pmatrix} g_{xk} \\ g_{yk} \end{pmatrix} - \alpha_k \begin{pmatrix} a_{11} & a_{12} \\ a_{21} & a_{22} \end{pmatrix} \begin{pmatrix} d_{xk} \\ d_{yk} \end{pmatrix}$$

この残差が小さければ反復を終了する.

⑥ $k+1$ 回目の方向ベクトルを計算する.

$$\begin{pmatrix} d_{x(k+1)} \\ d_{y(k+1)} \end{pmatrix} = \begin{pmatrix} g_{x(k+1)} \\ g_{y(k+1)} \end{pmatrix} + \frac{\begin{pmatrix} g_{x(k+1)} & g_{y(k+1)} \end{pmatrix} \begin{pmatrix} g_{x(k+1)} \\ g_{y(k+1)} \end{pmatrix}}{\begin{pmatrix} g_{xk} & g_{yk} \end{pmatrix} \begin{pmatrix} g_{xk} \\ g_{yk} \end{pmatrix}} \begin{pmatrix} d_{xk} \\ d_{yk} \end{pmatrix}$$

③ に戻って反復する.

この共役勾配法を,(2-10) 式を例にとって計算してみる.(2-10) 式を 2 次形式にすると

$$f(x,y) = \frac{1}{2}\begin{pmatrix} x & y \end{pmatrix}\begin{pmatrix} 4 & 0 \\ 0 & 6 \end{pmatrix}\begin{pmatrix} x \\ y \end{pmatrix} - \begin{pmatrix} 0 & 0 \end{pmatrix}\begin{pmatrix} x \\ y \end{pmatrix}$$

となる．初期値 $(x_0, y_0) = (10, 10)$ とし，手順に沿って計算すると

① $\begin{pmatrix} g_{x0} \\ g_{y0} \end{pmatrix} = \begin{pmatrix} 0 \\ 0 \end{pmatrix} - \begin{pmatrix} 4 & 0 \\ 0 & 6 \end{pmatrix}\begin{pmatrix} 10 \\ 10 \end{pmatrix} = \begin{pmatrix} -40 \\ -60 \end{pmatrix}$

② $\begin{pmatrix} d_{x0} \\ d_{y0} \end{pmatrix} = \begin{pmatrix} r_{x0} \\ r_{y0} \end{pmatrix} = \begin{pmatrix} -40 \\ -60 \end{pmatrix}$

③ $\alpha_0 = \dfrac{\begin{pmatrix} -40 & -60 \end{pmatrix}\begin{pmatrix} -40 \\ -60 \end{pmatrix}}{\begin{pmatrix} -40 & -60 \end{pmatrix}\begin{pmatrix} 4 & 0 \\ 0 & 6 \end{pmatrix}\begin{pmatrix} -40 \\ -60 \end{pmatrix}} = \dfrac{5200}{28000} = \dfrac{13}{70}$

④ $\begin{pmatrix} x_1 \\ y_1 \end{pmatrix} = \begin{pmatrix} 10 \\ 10 \end{pmatrix} + \dfrac{13}{70}\begin{pmatrix} -40 \\ -60 \end{pmatrix} = \begin{pmatrix} 2.57 \\ -1.14 \end{pmatrix}$

ここで，1回目の反復の座標が決定する．

⑤ $\begin{pmatrix} g_{x1} \\ g_{y1} \end{pmatrix} = \begin{pmatrix} -40 \\ -60 \end{pmatrix} - \dfrac{13}{70}\begin{pmatrix} 4 & 0 \\ 0 & 6 \end{pmatrix}\begin{pmatrix} -40 \\ -60 \end{pmatrix} = \begin{pmatrix} -10.29 \\ 6.86 \end{pmatrix}$

⑥ $\begin{pmatrix} d_{x1} \\ d_{y1} \end{pmatrix} = \begin{pmatrix} -10.29 \\ 6.86 \end{pmatrix} + \dfrac{\begin{pmatrix} -10.29 & 6.86 \end{pmatrix}\begin{pmatrix} -10.29 \\ 6.86 \end{pmatrix}}{\begin{pmatrix} -40 & -60 \end{pmatrix}\begin{pmatrix} -40 \\ -60 \end{pmatrix}}\begin{pmatrix} -40 \\ -60 \end{pmatrix} = \begin{pmatrix} -11.46 \\ 5.09 \end{pmatrix}$

ここから③に戻って，2回目の反復に入る．

③' $\alpha_1 = \dfrac{\begin{pmatrix} -10.29 & 6.86 \end{pmatrix}\begin{pmatrix} -10.29 \\ 6.86 \end{pmatrix}}{\begin{pmatrix} -11.46 & 5.09 \end{pmatrix}\begin{pmatrix} 4 & 0 \\ 0 & 6 \end{pmatrix}\begin{pmatrix} -11.46 \\ 5.09 \end{pmatrix}} = 0.224$

④' $\begin{pmatrix} x_2 \\ y_2 \end{pmatrix} = \begin{pmatrix} 2.57 \\ -1.14 \end{pmatrix} + 0.224\begin{pmatrix} -11.46 \\ 5.09 \end{pmatrix} = \begin{pmatrix} 0 \\ 0 \end{pmatrix}$

となり，2回の反復で収束する．

　線形観測式 $Ax = y$ に関し共役勾配法は修正ベクトル d_k，勾配ベクトル g_k，2つのスカラー係数（更新係数）α_k，β_k を用いて以下の反復計算を行う．x の初期値 x_0 は0とする．

目的関数

$$Q(x) = \frac{1}{2}\|Ax - y\|_2^2 \tag{2-20}$$

$$g = -\frac{\partial Q(x)}{\partial x} = -\nabla Q(x) = -A^T(Ax - y) \tag{2-21}$$

$$x_0 = 0; \quad g_0 = -A^T(Ax_0 - y) = A^T y; \quad d_0 = g_0 \tag{2-22}$$

反復式

$$x_{k+1} = x_k + \alpha_k d_k \tag{2-23}$$

スカラー係数

$$\alpha_k = \frac{d_k^T g_k}{d_k^T A^T A d_k} = \frac{g_k^T g_k}{d_k^T A^T A d_k} \tag{2-24}$$

$$\beta_k = -\frac{g_{k+1}^T A^T A d_k}{d_k^T A^T A d_k} = \frac{g_{k+1}^T g_{k+1}}{g_k^T g_k} \tag{2-25}$$

修正ベクトルの更新

$$d_{k+1} = g_{k+1} + \beta_k d_k \tag{2-26}$$

勾配ベクトルの更新

$$g_{k+1} = g_k - \alpha_k A^T A d_k \tag{2-27}$$

ここで x_0 は x の初期値を表しゼロである．目的関数に2つの正則化項 $R(x)$ を含む場合は次式で表される．

正則化項を含むときの目的関数

$$Q(x) = \frac{1}{2}\|Ax - y\|_2^2 + \sum_{q=1}^{2} \lambda_q R_q(x) \tag{2-28}$$

ウェーブレット変換のL1ノルム

$$R_1(x) = \|\psi x\|_1 \tag{2-29}$$

トータルバリエーション（TV：全変動）のL1ノルム

$$R_2(x) = \|x_{TV}\|_1 \tag{2-30}$$

λ_q はそれぞれの正則化項の重み係数を示す．(2-28) 式の目的関数の微分は (2-20) 式の微分に加え (2-29) 式，(2-30) 式の微分が必要になるので複雑になる．

$$\frac{\partial Q(x)}{\partial x} = \nabla Q(x) = \frac{\partial}{\partial x}\left(\frac{1}{2}\|Ax - y\|_2^2 + \sum_{q=1}^{2}\lambda_q R_q(x)\right) \tag{2-31}$$

本書では直線探索における修正ベクトルの更新係数 α_k（以下では t に相当）を決定するのにバックトラック法を用いている．

バックトラック法による直線探索
　　ステップ0：　$t = 1$, $c_1 \in (0, 1)$, $c_2 \in (0, 1)$, $d_0 = g_0$ とする．
　　ステップ1：　$Q(x_k + td_k) \leq Q(x_k) + c_1 t \cdot \text{Real}(d_k^* \nabla Q(x_k))$ が満たされれば $t_k = t$ を解として終了．
　　ステップ2：　$t = c_2 t$ と置いてステップ1へ．

$\nabla Q(x_k)$ は（2-31）式の勾配，ステップ1の Real は実部を意味する．c_1, c_2 は Lustig の論文に沿って $c_1 = 0.05$, $c_2 = 0.6$ を用いている．

（4）共役勾配法による信号の復元

圧縮センシング MRI の最適化問題は次式で表される．

$$\underset{x}{\arg\min}\left[\frac{1}{2}\|\mathcal{F}_u x - y\|_2^2 + \lambda_1 \cdot \|\psi x\|_1 + \lambda_2 \cdot \|x\|_{TV}\right] \tag{2-32}$$

ここで，$\mathcal{F}_u$ はフーリエ変換後に間引きを行う関数である．計算機シミュレーションの場合，原画像を2次元フーリエ変換し位相エンコード方向について乱数で収集率 R に相当するフーリエ係数を残しこれをランダムサンプリングとする．そして，残りのフーリエ係数をゼロにする．$\mathcal{F}_u$ はこのような関数である．疑似2次元ランダムサンプリングの場合，$\mathcal{F}_u$ は原画像を2次元フーリエ変換し位相エンコード，周波数エンコードの両方向について乱数で収集率 R に相当するフーリエ係数を残した後，残りのフーリエ係数をゼロにする．全変動（TV）は勾配の L1 ノルムである．

$$\|x_{TV}\|_1 = \sum_{i,j}|\nabla x_{i,j}| = \sum_{i,j}\sqrt{(x_{i,j} - x_{i-1,j})^2 + (x_{i,j} - x_{i,j-1})^2} \tag{2-33}$$

これを以下で表すことにする．

$$\|x\|_{TV} = \|x_{TV}\|_1 \tag{2-34}$$

このようにして解くべき問題は（2-32）式となる．目的関数は

$$Q(x) = \frac{1}{2}\|\mathcal{F}_u x - y\|_2^2 + \lambda_1 \cdot \|\psi x\|_1 + \lambda_2 \cdot \|x\|_{TV} \tag{2-35}$$

であり，目的関数の微分は

$$\nabla Q(x) = \mathcal{F}_u^*(\mathcal{F}_u x - y) + \lambda_1 \cdot \nabla\|\psi x\|_1 + \lambda_2 \cdot \nabla\|x\|_{TV} \tag{2-36}$$

となる．$\nabla\|\psi x\|_1$ はウェーブレット変換の L1 ノルムについての微分，$\nabla\|x\|_{TV}$ は TV についての微分を示す．$\mathcal{F}_u^*$ は $\mathcal{F}_u$ の複素共役を示す．第1項の L2 ノルムの2乗の微分は問題ないが，L1 ノルムの微分は x がゼロのときに微分不可能となるため，微小量 ε を用い微分を次式で近似する．

$$|x| \simeq \sqrt{x^* x + \varepsilon} \tag{2-37}$$

$$\frac{\partial |x|}{\partial x} \simeq \frac{x}{\sqrt{x^*x+\varepsilon}} \tag{2-38}$$

(2-38) 式からウェーブレット変換の L1 ノルムについての微分は

$$\frac{d|\psi x|}{dx} \simeq \frac{\psi^* 2(\psi x)}{2\sqrt{(\psi x)^*(\psi x)+\varepsilon}} \simeq \frac{\psi^*(\psi x)}{\sqrt{(\psi x)^*(\psi x)+\varepsilon}} \tag{2-39}$$

となる．$(\psi x)^*(\psi x)$ は複素数とその複素共役との掛け算を意味し，複素数を実部と虚部に分けて考えれば，実部については 2 乗になる．虚部については値が同じで符号が異なるものの掛け算となる．(2-36) 式は次式で計算する．

$$\nabla Q(x) \simeq \mathcal{F}_u^*(\mathcal{F}_u x - y) + \lambda_1 \cdot \psi^* W^{-1} \psi x + \lambda_2 \cdot \nabla \|x\|_{TV} \tag{2-40}$$

ここで

$$w_i = \sqrt{(\psi x)^*(\psi x)+\varepsilon} \tag{2-41}$$

である．$(\psi x)^*$ は行数 1，列数 256×256 の行ベクトル（横ベクトル），ψx は行数 256×256，列数 1 の列ベクトル（縦ベクトル）と考え (2-41) 式の計算を行う．TV についての微分 $\nabla\|x\|_{TV}$ はウェーブレット変換の L1 ノルムについての微分と同じく原点において微分不可能の問題が生じる．そこで，第 1 章で述べた次式で TV の微分を計算している．

$$\frac{\partial \|\nabla x_{TV}\|_1}{\partial x_{i,j}} \simeq \frac{x_{i,j} - x_{i-1,j}}{\sqrt{(x_{i,j} - x_{i-1,j})^2 + (x_{i-1,j+1} - x_{i-1,j})^2 + \varepsilon}}$$

$$+ \frac{x_{i,j} - x_{i,j-1}}{\sqrt{(x_{i+1,j-1} - x_{i,j-1})^2 + (x_{i,j} - x_{i,j-1})^2 + \varepsilon}} - \frac{x_{i+1,j} + x_{i,j+1} - 2x_{i,j}}{\sqrt{(x_{i+1,j} - x_{i,j})^2 + (x_{i,j+1} - x_{i,j})^2 + \varepsilon}}$$

$$\tag{2-42}$$

他に，(2-38) 式の近似式の適用もある．収束判定には (2-35) 式の第 1 項の L2 ノルムが用いられるが，本書でははじめに設定した反復回数まで計算を行わせている．

図 2-10 に共役勾配法の計算過程を示す．1 行は実部，2 行は虚部の画像である．(a) ランダムサンプリングしたデータをフーリエ逆変換した画像．共役勾配法は初期画像をゼロとするのではじめに 256×256 画素の値をすべてゼロにした実部と虚部を作成しておく，次に目的関数の勾配を計算する．プログラムでは (2-20) 式を x で微分したものを g として符号は変えずそのままにしている ((2-21) 式のように負記号を付けていない)．また，(2-35) 式の第 1 項に 1/2 を掛けていないので画像の値は 2 倍されている．そのため，ゼロから観測データを引きそれをフーリエ逆変換し実空間に戻した画像は (a) に -1 を掛けさらに 2 倍したものが (b) である．(c) は修正ベクトルの向きを勾配ベクトルの減少する向きに合わせるため (b) に -1 を掛けたものである．共役勾配法は勾配方向に解を進めるのでなく共役勾配と呼ばれる修正ベクトルの方向に解を進める．(d) は (2-23) 式による 1 回更新画像，(e) は勾配 g_1，(f) は修正ベクトル d_1，(g) 2 回更新画像，(h) 勾配 g_2，(i) 修正ベクトル d_2 を示す．(j) – (l) は (j) データの一致度を示す (2-32) 式の第 1 項，(k) ウェーブレット変換の L1 ノルムの微分，(l) TV の微分を示し，(m) はそれらの和である目的関数の微分である．(n) は収集率 R = 0.5，k 空間中心を比率 0.07 で事前にサンプリングした位相エンコードの 1 次元ランダムサンプリングのパターン，(o) はこのとき

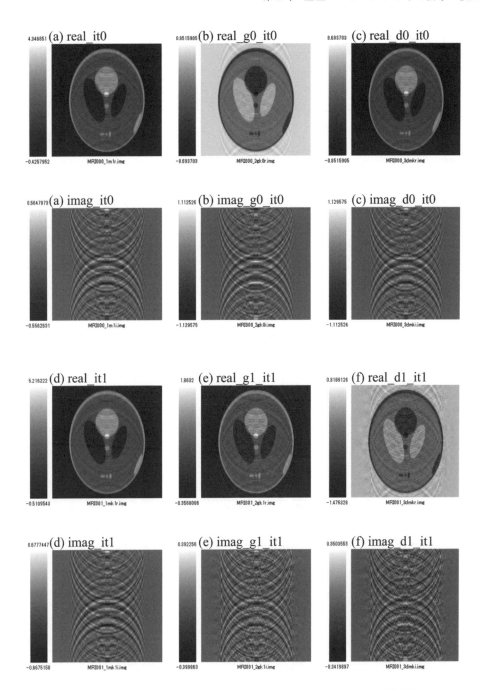

図 2-10　1次元ランダムサンプリングにおける共役勾配法の計算過程 -1
(a) ランダムサンプリングしたデータのフーリエ逆変換画像, (b) (a) に－1を掛けさらに2倍したもの, (c) 修正ベクトルの向きを勾配ベクトルの減少する向きに合わせるため (b) に－1を掛けたもの, (d) (2-23) 式による1回更新画像, (e) 勾配 g_1, (f) 修正ベクトル d_1.

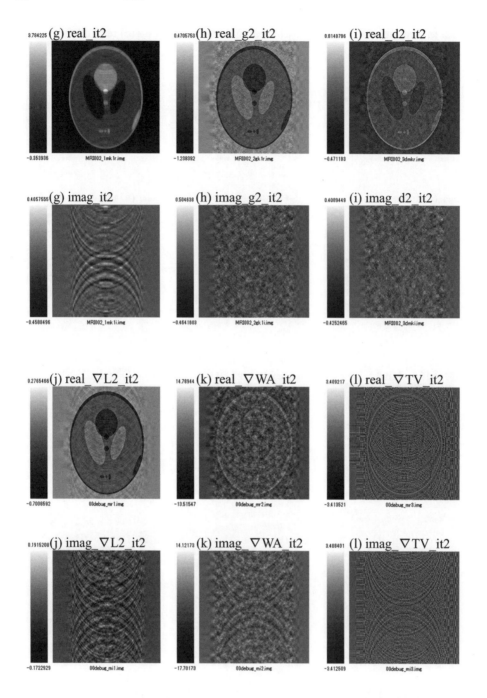

図 2-10　1 次元ランダムサンプリングにおける共役勾配法の計算過程 -2
(g) 2 回更新画像，(h) 勾配 g_2，(i) 修正ベクトル d_2，(j) データの一致度を示す (2-32) 式の第 1 項，(k) ウェーブレット変換の L1 ノルムの微分，(l) TV の微分．

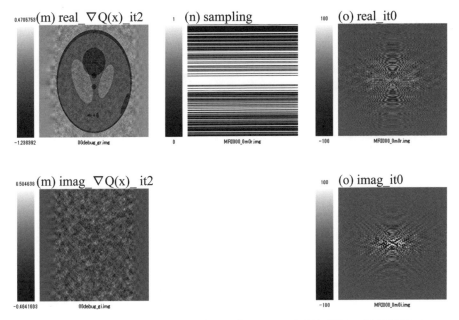

図 2-10　1 次元ランダムサンプリングにおける共役勾配法の計算過程 -3
(m) 目的関数の微分, (n) 収集率 R = 0.5, k 空間中心を比率 0.07 で事前にサンプリングした位相エンコードの 1 次元ランダムサンプリングのパターン, (o) このときの実部, 虚部を示す (書籍掲載のプログラムは k 空間中心を比率 0.07 で事前にサンプリングするのとは別のサンプリング法を用いている).

の実部, 虚部を示す.

図 2-11 (a) はバックトラッキング法の t の変化, (b) は β_k の変化を示す. t の値は 1 から次第に小さな値になり, β_k は次第に変化が微小になり 1 に漸近していく. (c) は原画像 x と再構成画像実部 $\hat{x}_{\text{Re}}$ との平均 2 乗誤差 RMSE を示す.

$$RMSE = 100 \cdot \frac{\|\hat{x}_{\text{Re}} - x\|_2}{\|x\|_2} \tag{2-43}$$

図 2-12 に T1 強調画像について収集率 R を変えたときの共役勾配法による再構成画像を示す. (b) R = 0.1 の RMSE は 22.28, (c) R = 0.2, RMSE = 16.91, (d) R = 0.3, RMSE = 12.18, (e) R = 0.4, RMSE = 8.26, (f) R = 0.5, RMSE = 3.74 である. 収集率 R = 0.5 でも原画像の微細構造は再構成画像に描出されていないがこれらを除くと大まかな解剖学的形状は認識できる. 図 2-13 に図 1-13 による疑似 2 次元ランダムサンプリングの場合について共役勾配法の計算過程, 図 2-14 にバックトラッキング法の変数の変化と RMSE を示す. 2 次元フーリエ変換 MRI において位相エンコード方向にのみの 1 次元ランダムサンプリングでは, 図 2-10 の虚部画像に折り返しの影響が明瞭に観察されるが, 疑似 2 次元ランダムサンプリングでは図 2-13 の虚部画像には全体的に雑音模様となっており規則的なアーチファクトの模様は観察されない. 計算過程を追跡することは 1 次元ランダムサンプリングと 2 次元ランダムサンプリングの違いを観察する上でも役立つ. 図 2-15 に T1 強調画像について疑似 2 次元ランダムサンプリングの収集率 R を変えたときの共役勾配法による再構成画像を示す. (b) R = 0.1 の RMSE は 17.95, (c) R = 0.2, RMSE = 12.86, (d) R = 0.3, RMSE = 5.62, (e) R = 0.4, RMSE = 3.41, (f)

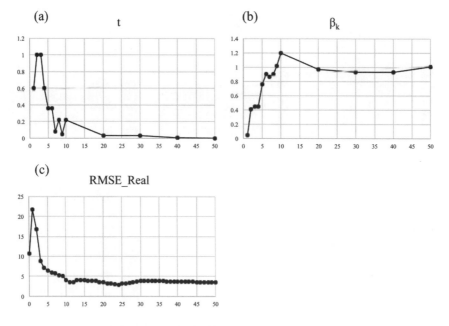

図 2-11　バックトラッキング法の計算過程
(a) t の変化，(b) β_k の変化，(c) 平均 2 乗誤差（RMSE）．

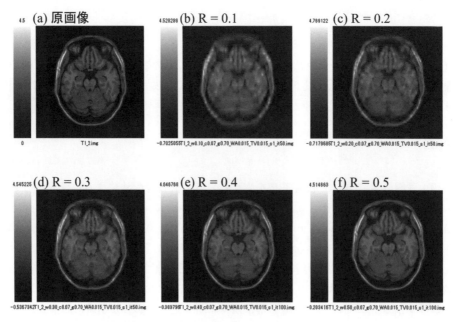

図 2-12　共役勾配法による再構成画像（1 次元ランダムサンプリング）

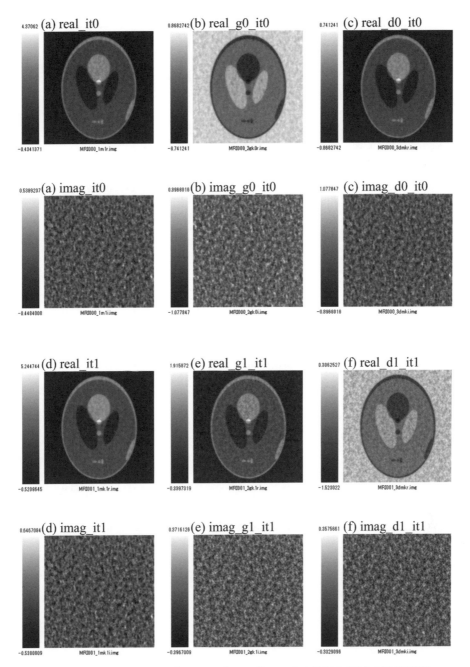

図2-13 疑似2次元ランダムサンプリングにおける共役勾配法の計算過程 -1
(a) ランダムサンプリングしたデータのフーリエ逆変換画像，(b) (a) に−1を掛けさらに2倍したもの，(c) 修正ベクトルの向きを勾配ベクトルの減少する向きに合わせるため (b) に−1を掛けたもの，(d) (2-23) 式による1回更新画像，(e) 勾配 g_1，(f) 修正ベクトル d_1．

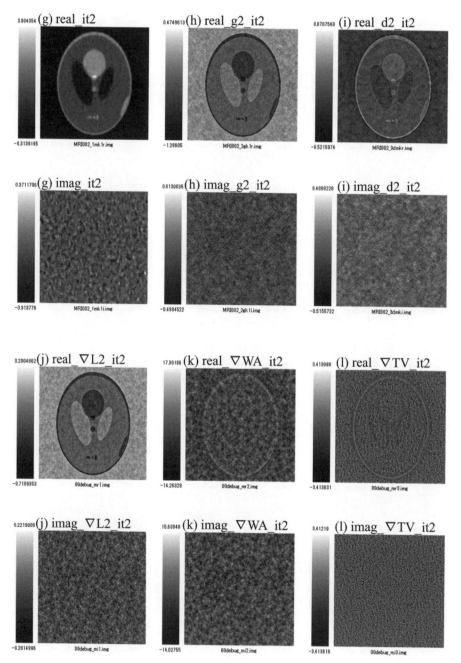

図 2-13 疑似 2 次元ランダムサンプリングにおける共役勾配法の計算過程 -2
(g) 2 回更新画像,(h) 勾配 g_2,(i) 修正ベクトル d_2,(j) データの一致度を示す (2-32) 式の第 1 項,(k) ウェーブレット変換の L1 ノルムの微分,(l) TV の微分.

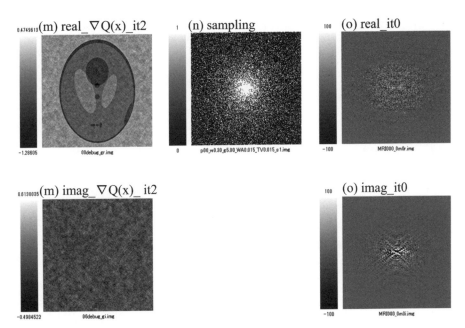

図2-13 疑似2次元ランダムサンプリングにおける共役勾配法の計算過程-3
(m) 目的関数の微分, (n) 収集率 R = 0.3, 半径方向は平均0, 半値幅5画素のガウス乱数, 角度方向は $[0, \pi]$ の乱数で極座標状に2次元ランダムサンプリングしたパターン(図1-13), (o) このときの実部, 虚部を示す(書籍掲載のプログラムは図1-13とは別のサンプリング法を用いている).

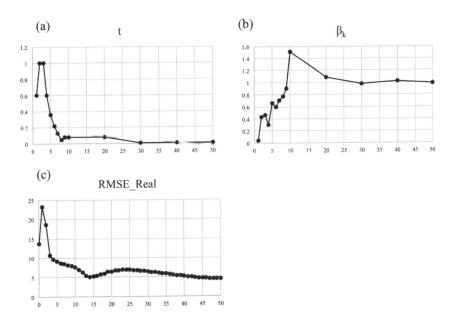

図2-14 バックトラッキング法の計算過程
(a) t の変化, (b) β_k の変化, (c) 平均2乗誤差(RMSE).

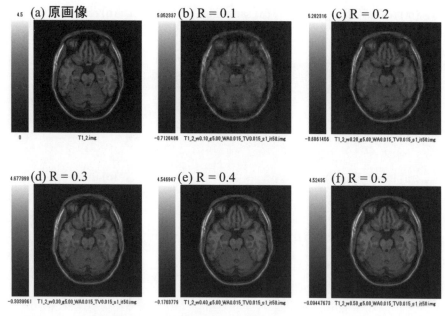

図 2-15 共役勾配法による再構成画像（疑似 2 次元ランダムサンプリング）

R = 0.5，RMSE = 2.53 である．

図 2-16 は正則化の効果を観察するため 1 次元ランダムサンプリングについてウェーブレット変換の L1 ノルムと TV を除いた最小 2 乗法の再構成画像を示す．

$$\arg \min_x \frac{1}{2} \| \mathcal{F}_u x - y \|_2^2 \tag{2-44}$$

収集率 R = 0.5 では Shepp-Logan ファントム，T1 強調画像とも折り返しが現れているが，R = 0.75 になると折り返しは減少する．図 2-17 の T1 強調画像を正則化なしで画像再構成するには R = 0.75 以上の収集率が必要となる．図 2-17 は疑似 2 次元ランダムサンプリングについて最小 2 乗法の再構成画像を示す．収集率 R = 0.3 では雑音模様のアーチファクトが現れておりこれらを除くには収集率を R = 0.5 程度に大きくすることが必要である．正則化は収集率を R = 0.3 に保ったまま雑音模様のアーチファクトの抑制に成功しているが微細構造の描出は R = 0.5 の最小 2 乗法の再構成画像よりも劣る．

図 2-18 は位相エンコード方向にのみの 1 次元ランダムサンプリングした場合のフーリエ線形再構成，図 2-19 は疑似 2 次元ランダムサンプリングついてフーリエ線形再構成それぞれの再構成画像を示す．

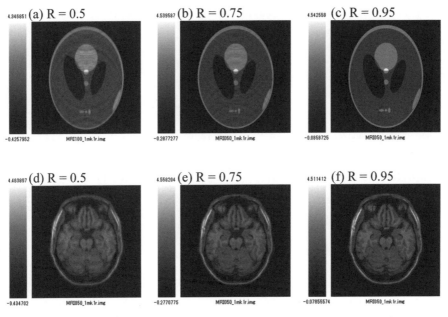

図2-16　最小2乗法による再構成画像（1次元位相エンコード）

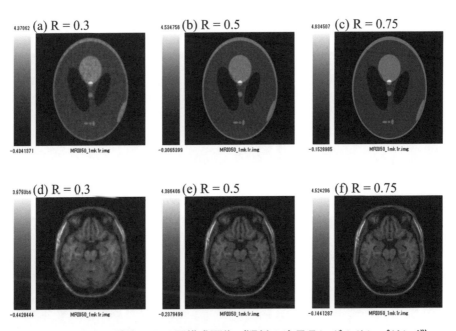

図2-17　最小2乗法による再構成画像（疑似2次元ランダムサンプリング）

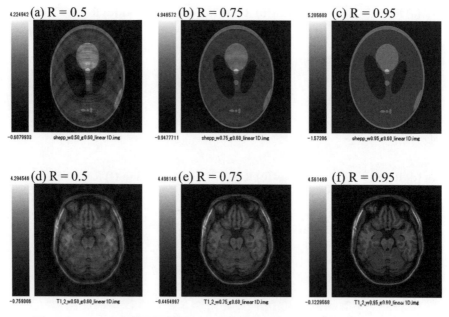

図 2-18 フーリエ線形再構成による再構成画像（1 次元位相エンコード）

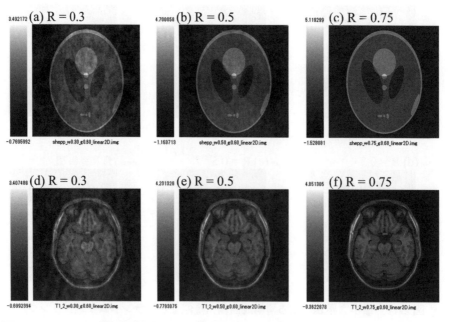

図 2-19 フーリエ線形再構成による再構成画像（疑似 2 次元ランダムサンプリング）

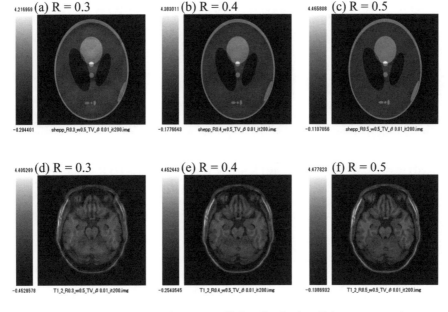

図 2-20　TV 最小化法による再構成画像（1 次元位相エンコード）

〔第3節〕　TV 最小化法による信号の復元

線形方程式 $y = Ax$ の拘束条件を付けながら画像の全変動が小さくなるように勾配法を繰り返す．
$$Ax = y$$
において x の推定値のフーリエ変換を大文字の X で表す．

$$\hat{X}_i = \mathcal{F} \hat{x}_i$$
$$\hat{x}_i = \mathcal{F}^{-1} \hat{X}_i \tag{2-45}$$

$$\hat{x} = \arg\min_x TV(x) \quad \text{subject to} \quad \hat{X}_{i+1}[j] = \begin{cases} \hat{X}_i[j] & \text{if } y[j] = 0 \\ y[j] & \text{otherwise} \end{cases} \tag{2-46}$$

$$\hat{x}_{i+1} = \hat{x}_i - \alpha \cdot \nabla \|\hat{x}_i\|_{TV} \tag{2-47}$$

ステップサイズ α については再構成画像の視覚的観察と RMSE から対象とする画像ごとに決めることにする．図 2-20 に TV 最小化法による Shepp-Logan ファントムと T1 強調画像の再構成例を示す．収集率 R を 0.3，0.4，0.5 としたときの結果を示しているが，この例では $\alpha = 0.01$ を用いた．

〔第4節〕　POCS 法による信号の復元

第 1 章で 1 次元信号を例に述べた手順は 2 次元画像および 3 次元画像にも適用できる．図 2-21 に収

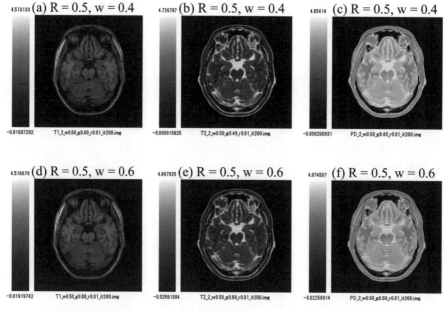

図2-21 POCS法による再構成画像（1次元位相エンコード）

集率 R = 0.5 に固定しランダムサンプリングのガウス確率密度関数の半値幅 FWHM = 0.4（1行）と FWHM = 0.6（2行），最大値に 0.01 に掛けた値を閾としたときの T1 強調画像を示す．FWHM = 0.6 の場合には横縞模様のアーチファクトが観察されるが FWHM = 0.4 にするとこれらは減少する．なお，図 2-20 と図 2-21 はランダムサンプリングの手法が異なる．画質の比較が目的ではなく信号の復元例として載せている．

〈第3章〉
計算機シミュレーション実験 3

　本章は第1章，第2章の内容を計算機シミュレーション実験で確認できるようにしている[33)～35)]．実験を通して圧縮センシングMRIの理解を深めるのがこの章の目的である．乱数の発生については文献[36)]のプログラムを利用させていただいている．T1強調画像，T2強調画像，プロトン密度強調画像はBrain Web MRIデータベース[27)]の画像を利用させていただいている．これら画像を利用し実験をする場合には読者がダウンロードされ256×256画素の画像をC言語で作成していただきたい．これらの操作に慣れていない読者は文献[37)]に詳しく実験用画像の作成法を解説しているので参考にされたい．プログラムをビルドして実行する場合，対象のプログラムの他に「必要な関数用ファイル」を「Source Files」に追加してから実行してください．

〔実験1〕　1次元スパース信号の作成
プログラム　001cs1D_Signal01.c

圧縮センシング（CS）の実験用に1次元スパース信号のテキストデータを乱数によって作成する．0～1の値を順に大きくしてランダムに配置する．

入力：
1. 出力する1次元データのファイル名
2. 1次元データの総データ数
3. 信号のデータ数

出力：
1. 1次元データのファイル（text型）

必要な関数用ファイル：
1. 101io.c
2. 102statistics.c


```
// グローバル変数の宣言と初期値設定
char    g_fl[50] = "n001.txt";   // 出力する1次元データのファイル名
int     g_nx = 128;              // 1次元データの総データ数
int     g_sx = 5;                // 信号のデータ数
double  *g_dat;                  // データ配列
```

【コード】001cs1D_Signal01.c （mkrandsig01 関数）

```c
// 信号をランダムに配置
void mkrandsig01 (double *dat, int nx, int sx)
// double  *dat;  // データ配列
// int     nx;   // データ数
// int     sx;   // 信号データの数
{
        int    i, ix;
        int    idum = 999;  // 乱数の初期化（負の数にするとパターンが変わる）
        double s;

        // 乱数用の関数のプロトタイプ宣言
        double ran1 (int *);  // 一様乱数

        for (i = 0; i < sx; i++)
        {
                ix = (int) (ran1 (&idum) *nx);  // 信号を配置する x 座標
                s = (i + 1) / (double) sx;      // 信号の値
                dat[ix] = s;
        }
}
```

Excel ファイル：**Ex 001cs1D_Signal01** にグラフを載せている．

〔実験 2〕 雑音を含む 1 次元スパース信号の作成

プログラム　002cs1D_Signal02.c
圧縮センシング用の 1 次元データを作成する．0 から 1 の値を順に大きくして信号をランダムに配置し，雑音を追加する．

入力：
1. 出力する 1 次元データのファイル名
2. 1 次元データの総データ数
3. 信号のデータ数
4. 雑音の大きさ

出力：
テキストデータのファイル

必要な関数用ファイル：
1. 101io.c
2. 102statistics.c

// グローバル変数の宣言と初期値設定
char   g_fl[50] = "n002.txt";   // 出力する1次元データのファイル名
int   g_nx = 128;   // 1次元データの総データ数
int   g_sx = 5;   // 信号のデータ数
double g_gn = 0.05;   // ガウス雑音の大きさ
double *g_dat;   // データ配列

【コード】002cs1D_Signal02.c （mkrandsig02 関数）

```
// 信号をランダムに配置
void mkrandsig02（double *dat, int nx, int sx, double gn）
// double  *dat;  // データ配列
// int     nx;   // データ数
// int     sx;   // 信号データの数
// double  gn;   // ガウス雑音の大きさ
{
        int    i, ix;
        int    idum = 999;  // 乱数の初期化（負の数にするとパターンが変わる）
        double s;

        // 乱数用の関数のプロトタイプ宣言
        double ran1（int *）;    // 一様乱数
        double gasdev（int *）;  // ガウス乱数

        for（i = 0; i < sx; i++）
        {
                ix =（int）（ran1（&idum）*nx）; // 信号を配置するx座標
                s =（i + 1）/（double）sx;    // 信号の値
                dat[ix] = s;
        }

        // ガウス雑音の追加
        for（i = 0; i < nx; i++）
        {
                s = gn*gasdev（&idum）;
                dat[i] += s;
        }
}
```

Excel ファイル：**Ex 002cs1D_Signal02**

〔実験3〕 1次元信号の復元(L2正則化)

プログラム　003cs1D_L2norm.c

雑音を含む $K = 5$ のデータから L2 ノルム正則化によって信号を復元する.
(S (y,rd) =1/ (1-rd) *y)

入力:
1. 入力する1次元データのファイル名
2. 出力する処理後のファイル名
3. 1次元データの総データ数
4. 閾値の大きさ

出力:
1. テキストデータのファイル

必要な関数用ファイル:
1. 101io.c

```c
// グローバル変数の宣言と初期値設定
char     g_f1[50] = "n002.txt";   // 入力する1次元データのファイル名
char     g_f2[50] = "n003.txt";   // 出力する処理後のファイル名
int      g_nx = 128;              // 1次元データの総データ数
double   g_rd = 0.01;             // 閾値の大きさ
double   *g_dat;                  // データ配列
```

【コード】003cs1D_L2norm.c　(L2norm 関数)

```c
// L2 ノルム処理
void L2norm (double *dat, int nx, double rd)
// double  *dat;  // データ配列
// int      nx;   // データ数
// double   rd;   // 閾値
{
    int    i;
    double y;

    // L2 ノルム処理
    for (i = 0; i < nx; i++)
    {
        y = dat[i];
        dat[i] = 1 / (1 + rd) *y;
    }

}
```

Excel ファイル: **Ex 003cs1D_L2norm**

〔実験 4〕 1 次元信号の復元（L1 正則化）

プログラム　004cs1D_SoftThresh.c

雑音を含む $K = 5$ のデータから L1 ノルム正則化によって信号を復元する．

ソフト閾値処理を利用

($|u|<rd$: S（u,rd）=0）

($|u|>=rd$: S（u,rd）=（$|u|-rd$）/$|u|$*u）

入力：
1. 入力する 1 次元データのファイル名
2. 出力する処理後のファイル名
3. 1 次元データの総データ数
4. 閾値の大きさ（rd）

出力：
1. テキストデータのファイル

必要な関数用ファイル：
1. 101io.c

```
// グローバル変数の宣言と初期値設定
char     g_f1[50] = "n002.txt";   // 入力する 1 次元データのファイル名
char     g_f2[50] = "n004.txt";   // 出力する処理後のファイル名
int      g_nx = 128;              // 1 次元データの総データ数
double   g_rd = 0.01;             // 閾値の大きさ
double   *g_dat;                  // データ配列
```

【コード】004cs1D_SoftThresh.c　（softthresh 関数）

```
// ソフト閾値処理
void softthresh（double *dat, int nx, double rd）
// double  *dat; // データ配列
// int     nx;  // データ数
// double  rd;  // 閾値
{
        int    i;
        double u;

        // ソフト閾値処理
        for (i = 0; i < nx; i++)
        {
                u = dat[i];
                if (fabs（u）< rd)   // |u|<rd : S（u,rd）=0
```

```
                              dat[i] = 0;
                          }
              else               // |u|>=rd : S (u,rd) = (|u|-rd) /|u|*u
                          {
                              dat[i] = (fabs (u) - rd) / fabs (u) *u;
                          }
         }
}
```

Excel ファイル：**Ex 004cs1D_SoftThresh**

〔実験 5〕 1 次元信号の復元（L1 近似関数）

プログラム　005cs1D_SmoothFunction.c
雑音を含む $K = 5$ のデータから L1 ノルム正則化によって信号を復元する．
L1 ノルム近似関数を利用：$|x|-s\log(1+|x|/s)$
　$(S(y,s,rd) = (y-s-rd) + \sqrt{((s+rd-y)^2+4sy)})/2)$

入力：
1. 入力する 1 次元データのファイル名
2. 出力する処理後のファイル名
3. 1 次元データの総データ数
4. 閾値の大きさ（rd）
5. L1 ノルム近似関数の係数（s）

出力：
1. テキストデータのファイル

必要な関数用ファイル：
1. 101io.c

```
// グローバル変数の宣言と初期値設定
char     g_f1[50] = "n002.txt";      // 入力する 1 次元データのファイル名
char     g_f2[50] = "n005.txt";      // 出力する処理後のファイル名
int      g_nx = 128;                 // 1 次元データの総データ数
double   g_rd = 0.01;                // 閾値の大きさ
double   g_s = 1.0;                  // L1 ノルム近似関数の係数
double   *g_dat;                     // データ配列
```

【コード】005cs1D_SmoothFunction.c （L1normfunction 関数）

```c
// L1 ノルム近似関数
void L1normfunction（double *dat, int nx, double rd, double s）
// double  *dat; // データ配列
// int     nx;   // データ数
// double  rd;   // 閾値
// double  s;    // 近似関数の係数
{
        int    i;
        double y;

        // L1 ノルム近似関数処理
        for（i = 0; i < nx; i++）
        {
                y = dat[i];
                // S（y,s,rd）=（(y-s-rd)+√((s+rd-y)^2+4sy)）/2
                dat[i] =（(y - s - rd) + sqrt（(s + rd - y) * (s + rd - y) + 4 * s*y））/ 2;
        }

}
```

Excel ファイル：**Ex 005cs1D_SmoothFunction**

〔実験 6〕　等間隔に疎な周波数空間サンプリング

プログラム　006cs1D_FourierSampleUnif.c
周波数空間で等間隔に疎なサンプリングをする．

入力：
1. 入力する 1 次元データのファイル名
2. 出力する処理後のファイル名
3. 1 次元データの総データ数（2 のべき乗）
4. サンプリング間隔

出力：
1. テキストデータのファイル（実空間データ）
2. 周波数空間の実部データ（n006_fr.txt）
3. 周波数空間の虚部データ（n006_fi.txt）

必要な関数用ファイル：
1. 101io.c
2. 103fft.c

```c
// グローバル変数の宣言と初期値設定
char    g_f1[50] = "n001.txt";   // 入力する１次元データのファイル名
char    g_f2[50] = "n006.txt";   // 出力する処理後のファイル名
int     g_nx = 128;              // １次元データの総データ数
int     g_sr = 4;                // サンプリング間隔 (sampling rate)
double  *g_datr;                 // データ配列（実部）
double  *g_dati;                 // データ配列（虚部）
```

【コード】006cs1D_FourierSampleUnif.c （fouriersampleunif 関数）

```c
// 周波数空間で疎なサンプリング処理（等間隔）
void fouriersampleunif (double *datr, double *dati, int nx, int sr)
// double  *datr; // データ配列（実部）
// double  *dati; // データ配列（虚部）
// int     nx;    // データ数
// int     sr;    // サンプリング間隔
{
        int    i;

        // フーリエ変換用関数のプロトタイプ宣言
        void fft1d (int, double*, double*, int);

        // １次元フーリエ変換
        fft1d (1, datr, dati, nx);

        // 疎なサンプリング処理
        for (i = 0; i < nx; i++)
        {
                if (i%sr != 0) // サンプリング位置以外を０にする
                {
                        datr[i] = 0;
                        dati[i] = 0;
                }
        }

        // 疎なデータの書き込み
        write_data_txt ("n006_fr.txt", g_datr, g_nx);
        write_data_txt ("n006_fi.txt", g_dati, g_nx);

        // １次元フーリエ逆変換
        fft1d (-1, datr, dati, nx);
```

```
                // 疎なサンプリングの分，値を大きくする
                for (i = 0; i < nx; i++)
                {
                        datr[i] *= sr;
                        dati[i] *= sr;
                }
        }
```

Excel ファイル：**Ex 006cs1D_FourierSampleUnif_2**

〔実験 7〕　徐々に間隔を広げる周波数空間サンプリング
プログラム　　007cs1D_FourierSampleStep.c
周波数空間で周波数が高くなるに従って疎なサンプリングをする．

入力：
1. 入力する 1 次元データのファイル名
2. 出力する処理後のファイル名
3. 1 次元データの総データ数（2 のべき乗）
4. データ収集率

出力：
1. テキストデータのファイル（実空間データ）
2. 周波数空間の実部データ（n007_fr.txt）
3. 周波数空間の虚部データ（n007_fi.txt）

必要な関数用ファイル：
1. 101io.c
2. 103fft.c

```
// グローバル変数の宣言と初期値設定
char    g_f1[50] = "n001.txt";    // 入力する 1 次元データのファイル名
char    g_f2[50] = "n007.txt";    // 出力する処理後のファイル名
int     g_nx = 128;               // 1 次元データの総データ数
double  g_ar = 0.25;              // データ収集率（data acquisition rate）
double  *g_datr;                  // データ配列（実部）
double  *g_dati;                  // データ配列（虚部）
```

【コード】007cs1D_FourierSampleStep.c （fouriersamplestep 関数）

```c
// 周波数空間で疎なサンプリング処理（等間隔）
void fouriersamplestep (double *datr, double *dati, int nx, double ar)
// double  *datr;  // データ配列（実部）
// double  *dati;  // データ配列（虚部）
// int      nx;    // データ数
// double   ar;    // データの収集率
{
        int     i, j, jj;
        double  pw, dx;
        double  *dat;

        // フーリエ変換用関数のプロトタイプ宣言
        void fft1d (int, double *, double *, int) ;

        // データ領域の確保
        dat = (double *) malloc ((unsigned long) nx*sizeof (double)) ;

        // サンプリング間隔と初期化
        pw = 2.5; // 広がりの度合い
        dx = pow (nx / 2.0, 1.0 / pw) / (nx / 2 * ar) ;
        for (i = 0; i < nx; i++)
        {
                dat[i] = 0;
        }

        // １次元フーリエ変換
        fft1d (1, datr, dati, nx) ;

        // 疎なサンプリング処理
        dat[nx / 2] = 1;
        jj = 1;
        for (i = 1, j = 1; i < (int) (nx / 2 * ar) ; i++, j += jj)
        {
                int k = (int) pow (dx*i, pw) ;
                if (j < k) jj++;
                dat[nx / 2 + j] = 1;
                dat[nx / 2 - j] = 1;
        }
        for (i = 0; i < nx; i++)
```

```
        }
                datr[i] *= dat[i];
                dati[i] *= dat[i];
        }

        // 疎なデータの書き込み
        write_data_txt ("n007_fr.txt", g_datr, g_nx);
        write_data_txt ("n007_fi.txt", g_dati, g_nx);

        // 1次元フーリエ逆変換
        fft1d (-1, datr, dati, nx);

        // 疎なサンプリングの分，値を大きくする
        for (i = 0; i < nx; i++)
        {
                datr[i] /= ar;
                dati[i] /= ar;
        }

        // データ領域の開放
        free (dat);
}
```

Excel ファイル：**Ex 007cs1D_FourierSampleStep**

〔実験8〕 ランダムに疎な周波数空間サンプリング

プログラム　008cs1D_FourierSampleRand.c
周波数空間でランダムに疎なサンプリングをする．

入力：
1. 入力する1次元データのファイル名
2. 出力する処理後のファイル名
3. 1次元データの総データ数（2のべき乗）
4. データ収集率

出力：
1. テキストデータのファイル（実空間データ）
2. 周波数空間の実部データ（n008_fr.txt）
3. 周波数空間の虚部データ（n008_fi.txt）

必要な関数用ファイル：
1. 101io.c
2. 102statistics.c
3. 103fft.c

```c
// グローバル変数の宣言と初期値設定
char    g_f1[50] = "n001.txt";   // 入力する１次元データのファイル名
char    g_f2[50] = "n008.txt";   // 出力する処理後のファイル名
int     g_nx = 128;              // １次元データの総データ数
double  g_ar = 0.25;             // データ収集率（data acquisition rate）
double  *g_datr;                 // データ配列（実部）
double  *g_dati;                 // データ配列（虚部）
```

【コード】008cs1D_FourierSampleRand.c　（fouriersamplerand 関数）

```c
// 周波数空間で疎なサンプリング処理（ランダム）
void fouriersamplerand（double *datr, double *dati, int nx, double ar）
// double *datr; // データ配列（実部）
// double *dati; // データ配列（虚部）
// int    nx;   // データ数
// double ar;   // データの収集率
{
        int     i;
        long    idum[1] = { 999 }; // 乱数の初期化（負の数にするとパターンが変わる）
        double  *xr1, *xi1;

        // １次元フーリエ変換
        fft1d (1, datr, dati, nx) ;

        // 疎なサンプリング処理（ランダム）
        for (i = 0; i < nx; i++)
        {
                xr1[i] = datr[i];
                datr[i] = 0;
                xi1[i] = dati[i];
                dati[i] = 0;
        }
        // 原点の値は必ず入れる
        datr[nx / 2] = xr1[nx / 2];
        dati[nx / 2] = xi1[nx / 2];
        // 原点以外をランダムにサンプリング（ガウス型）
        for (i = 1; i < (int) (nx*ar) ; i++)
```

```
        {
                double fwhm = 0.6;         // ガウス関数の半値幅
                double dx = gasdev (idum) ;   // x 方向：ガウス乱数（μ=0, σ=1）
                int ix = (int) (nx * fwhm*dx / (2 * sqrt (2 * log (2.0))) + nx / 2) ;
                if (ix < 0) ix = 0;
                else if (ix > nx - 1) ix = nx - 1;
                if (datr[ix] == 0.0) // 値が 0 の場合に代入
                {
                        datr[ix] = xr1[ix];
                        dati[ix] = xi1[ix];
                }
                else           // 値がすでに入っていたら代入しない
                {
                        i--;
                }
        }
        // 疎なデータの書き込み
        write_data_txt ("n008_fr.txt", g_datr, g_nx) ;
        write_data_txt ("n008_fi.txt", g_dati, g_nx) ;

        // 1 次元フーリエ逆変換
        fft1d (-1, datr, dati, nx) ;

        // 疎なサンプリングの分，値を大きくする
        for (i = 0; i < nx; i++)
        {
                datr[i] /= ar;
                dati[i] /= ar;
        }

        // データ領域の開放
        free (xr1) ;
        free (xi1) ;
}
```

Excel ファイル：**Ex 008cs1D_FourierSampleRand**

〔実験9〕 1次元信号の復元（POCS法）

プログラム　009cs1D_POCS.c

POCS（Projection Onto Convex Sets）逐次近似法によって信号を復元する．

入力：
1. 入力する1次元データのファイル名
2. 出力する処理後のファイル名
3. 1次元データの総データ数（2のべき乗）
4. データ収集率
5. 閾値の大きさ
6. 繰り返し回数

出力：
1. テキストデータのファイル（実空間データ）

必要な関数用ファイル：
1. 101io.c
2. 102statistics.c

```c
// グローバル変数の宣言と初期値設定
char    g_f1[50] = "n001.txt";   // 入力する1次元データのファイル名
char    g_f2[50] = "n009.txt";   // 出力する処理後のファイル名
int     g_nx = 128;              // 1次元データの総データ数
double  g_ar = 0.5;              // データ収集率（data acquisition rate）
double  g_rd = 0.1;              // 閾値の大きさ
int     g_itn = 20;              // 繰り返し回数
double  *g_datr;                 // データ配列（実部）
double  *g_dati;                 // データ配列（虚部）
double  *g_xout;                 // データの出力用
```

【コード】009cs1D_POCS.c　（pocs関数）

```c
// POCS 逐次近似法
void pocs (double *xout, double *datr, double *dati, int nx, double rd, int itn)
// double  *xout;  // データ配列（結果の出力用）
// double  *datr;  // データ配列（実部）
// double  *dati;  // データ配列（虚部）
// int     nx;     // データ数
// double  rd;     // 閾値
// int     itn;    // 繰り返し回数
{
}
```

```c
        int     i, j;
        double  *xr1, *xi1;

        // フーリエ変換用関数のプロトタイプ宣言
        void fft1d (int, double *, double *, int);

        // データ領域の確保
        xr1 = (double *) malloc ((unsigned long) nx*sizeof (double));
        xi1 = (double *) malloc ((unsigned long) nx*sizeof (double));

        // 繰り返しデータの初期化
        for (i = 0; i < nx; i++)
        {
                xr1[i] = datr[i];
                xi1[i] = dati[i];
        }

        // 繰り返し処理
        for (i = 0; i < itn; i++)
        {
                // 1次元フーリエ逆変換
                fft1d (-1, xr1, xi1, nx);

                // 途中データの代入（実部のみ）
                for (j = 0; j < nx; j++)
                        xout[i*nx + j] = xr1[j];

                // ソフト閾値処理
                softthresh (xr1, nx, rd);
                softthresh (xi1, nx, rd);

                // 1次元フーリエ変換
                fft1d (1, xr1, xi1, nx)

                // データの更新（元のデータがあるところはそのデータに置き換える）
                for (j = 0; j < nx; j++)
                {
                        if (datr[j] != 0.0)
                        {
                                xr1[j] = datr[j];
                                xi1[j] = dati[j];
```

```
                    }
                }
            }

            // 1次元フーリエ逆変換
            fft1d (-1, xr1, xi1, nx);

            // 最終データの代入（実部のみ）
            for (j = 0; j < nx; j++)
                    xout[i*nx + j] = xr1[j];

            // データ領域の開放
            free (xr1);
            free (xi1);
}
```

Excel ファイル：**Ex 009cs1D_POCS_K1_ar0.5_rd0.0002**

〔実験 10〕 2次元ウェーブレット変換と逆変換（ドベシィ関数）

プログラム　010cs2D_Wavelet.c
ドベシィの2次元ウェーブレット変換と逆変換をする．

入力：
1. 入力画像データのファイル名（float 型）
2. 順変換データのファイル名（float 型）
3. 逆変換データのファイル名（float 型）
4. 画像の幅（x方向）
5. 画像の高さ（y方向）
6. ウェーブレットインデックス
7. 多重解像度解析の深さ

出力：
1. 2次元ウェーブレット変換を行った画像データ
2. 2次元ウェーブレット逆変換を行った画像データ（元に戻る）

必要な関数用ファイル：
1. 101io.c
2. 104wavelet.c

// グローバル変数の宣言と初期値設定

```
char     g_f1[50] = "n010.img";        // 入力する 2 次元画像のファイル名
char     g_f2[50] = "n010_fwt.img";    // 出力するウェーブレット変換後のファイル名
char     g_f3[50] = "n010_iwt.img";    // 出力するウェーブレット逆変換後のファイル名
int      g_nx = 256;                   // 画像の幅
int      g_ny = 256;                   // 画像の高さ
int      g_wi = 4;                     // Wavelet index（2 ～ 20 の偶数）
int      g_dp = -1;                    // 多重解像度解析の深さ（-1 から負の数で与える）
double   *g_img;                       // 画像データ
```

〔実験 11〕 多重解像度解析を利用した閾値処理

プログラム　011cs2D_WaveletThresh.c
多重解像度解析を利用して閾値処理をする．

入力：
1. 画像データのファイル名（float 型）
2. 出力データのファイル名（float 型）
3. 画像の幅（x 方向）
4. 画像の高さ（y 方向）
5. ウェーブレットインデックス
6. 多重解像度解析の深さ
7. 値の大きいデータを残す割合（rd）

出力：
1. 閾値処理を行った画像データ
2. 閾値処理を行う前のヒストグラム　（n011_histgram0.txt）
3. 閾値処理を行った後のヒストグラム（n011_histgram1.txt）

必要な関数用ファイル：
1. 101io.c
2. 104wavelet.c

```
// グローバル変数の宣言と初期値設定
char     g_f1[50] = "n010.img";   // 入力する 2 次元画像のファイル名
char     g_f2[50] = "n011.img";   // 出力する処理後のファイル名
int      g_nx = 256;              // 画像の幅
int      g_ny = 256;              // 画像の高さ
int      g_wi = 4;                // Wavelet index（2 ～ 20 の偶数）
int      g_dp = -4;               // 多重解像度解析の深さ（-1 から負の数で与える）
double   g_f = 10.0;              // 値の大きいデータを残す割合（%）
double   *g_img;                  // 画像データ
```

Excel ファイル：**EX 011cs2D_WaveletThresh**

〔実験 12〕 2次元ランダムサンプリング

プログラム　012cs2D_Random2D.c

MRI のデータを2次元でランダムに収集する．

入力：
1. 入力画像データのファイル名（float 型）
2. 出力データの主ファイル名　（float 型）
3. 画像の幅　（x 方向）
4. 画像の高さ（y 方向）
5. データ収集率
6. PDF（Propability Distribution Function）の半値幅（FWHM）

出力：
1. 処理後の実部画像ファイル　　　（n012_1re.img）
2. 処理後の虚部画像ファイル　　　（n012_2im.img）
3. データの確率分布関数（PDF）　（n012_3pdf.img）
4. データの変数密度乱数サンプリング（n012_4vdr.img）

必要な関数用ファイル：
1. 101io.c
2. 102statistics.c
3. 103fft.c
4. 105sampling.c

```
// グローバル変数の宣言と初期値設定
char     g_f1[50] = "n012.img";   // 入力画像データのファイル名
char     g_f2[50] = "n012";       // 出力する処理後の主ファイル名
int      g_nx = 256;              // 画像の幅
int      g_ny = 256;              // 画像の高さ
double   g_ar = 0.25;             // データ収集率（data acquisition rate）
double   g_fw = 0.5;              // ガウス型 PDF の半値幅
double   *g_imr;                  // 画像データ（実部）
double   *g_imi;                  // 画像データ（虚部）
double   *g_pdf;                  // 確率分布関数（Probability Distribution Function）
double   *g_vdr;                  // 変数密度乱数サンプリング（Variable-Density Random Sampling）
```

〔実験 13〕 2次元ランダムサンプリングデータからのフーリエ線形画像再構成

プログラム　013cs2D_LinearRecon2D.c
2次元でランダムに収集したMRIデータから線形再構成する．

入力：
1. 入力画像データのファイル名（float型）
2. 出力画像データのファイル名（float型）
3. 画像の幅　（x方向）
4. 画像の高さ（y方向）
5. データ収集率
6. PDF（Propability Distribution Function）の半値幅（FWHM）

出力：
1. 再構成後の画像ファイル

必要な関数用ファイル：
1. 101io.c
2. 102statistics.c
3. 103fft.c
4. 105sampling.c

```c
// グローバル変数の宣言と初期値設定
char    g_f1[50] = "n012.img";  // 入力画像データのファイル名
char    g_f2[50] = "n013.img";  // 出力画像データのファイル名
int     g_nx = 256;             // 画像の幅
int     g_ny = 256;             // 画像の高さ
double  g_ar = 0.25;            // データ収集率 (data acquisition rate)
double  g_fw = 0.5;             // ガウス型PDFの半値幅
double  *g_im0;                 // 画像データ（原画像）
double  *g_imr;                 // 画像データ（実部）
double  *g_imi;                 // 画像データ（虚部）
double  *g_pdf;                 // 確率分布関数 (Probability Distribution Function)
double  *g_vdr;                 // 変数密度乱数サンプリング (Variable-Density Random Sampling)
```

【コード】013cs2D_LinearRecon2D.c　（linearrecon 関数）

```c
// MRI の線形再構成
void linearrecon（double *imr, double *imi, double *pdf, int nx, int ny）
// double  *imr;  // 画像データ（実部）
// double  *imi;  // 画像データ（虚部）
// double  *pdf;  // 確率分布関数（PDF）
// int     nx;   // 画像の幅
// int     ny;   // 画像の高さ
{
        int    i;

        // フーリエ変換用関数のプロトタイプ宣言
        void fft2d（int, double*, double*, int, int）;

        // PDF による線形補正
        for（i = 0; i < nx*ny; i++）
        {
                if（pdf[i] != 0.0）
                {
                        imr[i] /= pdf[i];
                        imi[i] /= pdf[i];
                }
        }

        // 2 次元フーリエ逆変換
        fft2d（-1, imr, imi, nx, ny）;

}
```

〔実験 14〕　POCS 法による画像再構成（2 次元ランダムサンプリング）
プログラム　014cs2D_POCS2D.c
2 次元でランダムに収集した MRI データから POCS 逐次近似法により画像再構成する．

入力：
1. 入力画像データのファイル名（float 型）
2. 出力データのフォルダ名
3. 画像の幅（x 方向）
4. 画像の高さ（y 方向）
5. データ収集率
6. ガウス型の半値幅（FWHM）
7. 閾値の大きさ
8. 繰り返し回数

出力：
「n14」フォルダ内に出力（フォルダがない場合は作成される）
1. 繰り返しの画像ファイル　　　（n14***.img, float 型）
2. 繰り返しの周波数画像ファイル（n14***_fre.img, float 型, 実部）
3. 繰り返しの周波数画像ファイル（n14***_fim.img, float 型, 虚部）
4. RMSE のデータファイル　　　（n14_rmse.txt, text 型）
※「***」には繰り返しの番号が入る

必要な関数用ファイル：
1. 101io.c
2. 102statistics.c
3. 103fft.c
4. 105sampling.c

```
// グローバル変数の宣言と初期値設定
char    g_f1[50] = "n012.img";    // 入力画像データのファイル名
char    g_f2[50] = "n014";        // 出力する処理後のファイル名
int     g_nx = 256;               // 画像の幅
int     g_ny = 256;               // 画像の高さ
double  g_ar = 0.25;              // データ収集 (data acquisition rate)
double  g_fw = 0.5;               // ガウス型 PDF の半値幅
double  g_rd = 0.1;               // 閾値の大きさ
int     g_itn = 20;               // 繰り返し回数
double  *g_im0;                   // 画像データ（原画像）
double  *g_imr;                   // 画像データ（実部）
double  *g_imi;                   // 画像データ（虚部）
double  *g_pdf;                   // 確率分布関数 (Probability Distribution Function)
double  *g_vdr;                   // 変数密度乱数サンプリング (Variable-Density Random Sampling)
```

【コード】014cs2D_POCS2D.c　（pocs2d 関数）

```
// POCS 逐次近似法
void pocs2d (double *imr, double *imi, double *im0, int nx, int ny, double rd, int itn)
// double  *imr;  // 画像データ（実部）
// double  *imi;  // 画像データ（虚部）
// double  *im0;  // 画像データ（原画像）
// int     nx;    // 画像の幅
// int     ny;    // 画像の高さ
// double  rd;    // 閾値
// int     itn;   // 繰り返し回数
{
```

```c
// POCS 逐次近似法
void pocs2d (double *imr, double *imi, double *im0, int nx, int ny, double rd, int itn)
// double *imr;  // 画像データ（実部）
// double *imi;  // 画像データ（虚部）
// double *im0;  // 画像データ（原画像）
// int    nx;    // 画像の幅
// int    ny;    // 画像の高さ
// double rd;    // 閾値
// int    itn;   // 繰り返し回数
{
        int    i, j;
        char   fi[256];
        double thr, max;
        double *fr1, *fi1;
        double *rmse;

        // フーリエ変換用関数のプロトタイプ宣言
        void fft2d (int, double*, double*, int, int);

        // ソフト閾値処理と RMSE のプロトタイプ宣言
        void softthresh (double *, int, double);
        double calc_rmse (double *, double *, int);

        // データ領域の確保
        fr1 = (double *) malloc ((size_t) nx*ny*sizeof (double));
        fi1 = (double *) malloc ((size_t) nx*ny*sizeof (double));
        rmse = (double *) malloc ((size_t) itn*sizeof (double));

        // 繰り返しデータの初期化
        for (i = 0; i < nx*ny; i++)
        {
                fr1[i] = imr[i];
                fi1[i] = imi[i];
        }

        // 出力フォルダの作成
        _mkdir (g_f2);

        // 繰り返し処理
        for (i = 0; i < itn; i++)
```

```
    {
        fprintf (stderr, "\r --- 実行中 [%03d/%03d] ---", i, itn);

        // 元データの出力（周波数空間）
        if (i < 10 || i % 10 == 0)
        {
            sprintf (fi, "%s\\%s%03d_fre.img", g_f2, g_f2, i);
            write_data_float (fi, fr1, nx*ny);
            sprintf (fi, "%s\\%s%03d_fim.img", g_f2, g_f2, i);
            write_data_float (fi, fi1, nx*ny);
        }

        // 2次元フーリエ逆変換
        fft2d (-1, fr1, fi1, nx, ny);

        // 途中データの出力（実空間；実部のみ）
        if (i < 10 || i % 10 == 0)
        {
            sprintf (fi, "%s\\%s%03d.img", g_f2, g_f2, i);
            write_data_float (fi, fr1, nx*ny);
        }

        // 閾値の算出
        max = fr1[0];
        for (j = 1; j < nx*ny; j++)
            if (max < fr1[j]) max = fr1[j];
        thr = max * rd;

        // ソフト閾値処理
        softthresh (fr1, nx*ny, thr);
        softthresh (fi1, nx*ny, thr);

        // RMSE の計算
        rmse[i] = calc_rmse (im0, fr1, nx*ny);
        fprintf (stderr, " (RMSE = %f)", rmse[i]);

        // 2次元フーリエ変換
        fft2d (1, fr1, fi1, nx, ny);

        // データの更新（元のデータがあるところはそのデータに置き換える）
```

```c
                        for (j = 0; j < nx*ny; j++)
                        {
                                if (imr[j] != 0.0)
                                {
                                        fr1[j] = imr[j];
                                        fi1[j] = imi[j];
                                }
                        }
        }
        fprintf (stderr, "\r --- 終　了 [%03d/%03d] ---\n" , i, itn) ;

        // 元データの出力（周波数空間）
        sprintf (fi, "%s\\%s%03d_fre.img" , g_f2, g_f2, i) ;
        write_data_float (fi, fr1, nx*ny) ;
        sprintf (fi, "%s\\%s%03d_fim.img" , g_f2, g_f2, i) ;
        write_data_float (fi, fi1, nx*ny) ;

        // 2次元フーリエ逆変換
        fft2d (-1, fr1, fi1, nx, ny) ;

        // 最終データの出力（実空間；実部のみ）
        sprintf (fi, "%s\\%s%03d.img" , g_f2, g_f2, i) ;
        write_data_float (fi, fr1, nx*ny) ;

        // RMSE の出力
        sprintf (fi, "%s\\%s_rmse.txt" , g_f2, g_f2) ;
        write_data_txt (fi, rmse, itn) ;

        // データ領域の開放
        free (fr1) ;
        free (fi1) ;
        free (rmse) ;
}
```

〔実験 15〕　POCS 法による画像再構成（2 次元ランダムサンプリングとウェーブレット変換）

プログラム　015cs2D_POCS2D_Wavelet.c
2 次元でランダムに収集した MRI データからウェーブレット変換を利用して POCS 逐次近似法により画像再構成する．

入力:
1. 入力画像データのファイル名（float 型）
2. 出力データのフォルダ名
3. 画像の幅 （x 方向）
4. 画像の高さ（y 方向）
5. データ収集率
6. ガウス型の半値幅（FWHM）
7. 閾値の大きさ
8. ウェーブレットインデックス
9. 多重解像度解析の深さ
10. 繰り返し回数

出力：
「n15」フォルダ内に出力（フォルダがない場合は作成される）
1. 繰り返しの画像ファイル　　　（n15***.img, float 型）
2. 繰り返しの周波数画像ファイル（n15***_fre.img, float 型, 実部）
3. 繰り返しの周波数画像ファイル（n15***_fim.img, float 型, 虚部）
4. RMSE のデータファイル　　　（n15_rmse.txt, text 型）
※「***」には繰り返しの番号が入る

必要な関数用ファイル：
1. 101io.c
2. 102statistics.c
3. 103fft.c
4. 104wavelet.c
5. 105sampling.c

```
// グローバル変数の宣言と初期値設定
char    g_f1[50] = "n012.img";    // 入力画像データのファイル名
char    g_f2[50] = "n015";        // 出力する処理後のファイル名
int     g_nx = 256;               // 画像の幅
int     g_ny = 256;               // 画像の高さ
double  g_ar = 0.25;              // データ収集率 (data acquisition rate)
double  g_fw = 0.5;               // ガウス型 PDF の半値幅
double  g_rd = 0.01;              // 閾値の大きさ
int     g_wi = 4;                 // Wavelet index（2～20 の偶数）
int     g_dp = -4;                // 多重解像度解析の深さ（-1 から負の数で与える）
int     g_itn = 20;               // 繰り返し回数
double  *g_im0;                   // 画像データ（原画像）
double  *g_imr;                   // 画像データ（実部）
double  *g_imi;                   // 画像データ（虚部）
```

```
double  *g_pdf;            // 確率分布関数（Probability Distribution Function）
double  *g_vdr;            // 変数密度乱数サンプリング（Variable-Density Random Sampling）
```

〔実験 16〕 1 次元位相エンコードのランダムサンプリング

プログラム　016cs2D_Random1D.c

MRI のデータを 1 次元（位相エンコード方向）でランダムに収集する．

入力：
1. 入力画像データのファイル名（float 型）
2. 出力データの主ファイル名（float 型）
3. 画像の幅（x 方向）
4. 画像の高さ（y 方向）
5. データ収集率
6. PDF（Probability Distribution Function）の半値幅（FWHM）

出力：
1. 処理後の実部画像ファイル　　　（n016_1re.img）
2. 処理後の虚部画像ファイル　　　（n016_2im.img）
3. データの確率分布関数（PDF）　（n016_3pdf.img）
4. データの変数密度乱数サンプリング（n016_4vdr.img）

必要な関数用ファイル：
1. 101io.c
2. 102statistics.c
3. 103fft.c
4. 105sampling.c

```
// グローバル変数の宣言と初期値設定
char    g_f1[50] = "n012.img";   // 入力画像データのファイル名
char    g_f2[50] = "n016";       // 出力する処理後の主ファイル名
int     g_nx = 256;              // 画像の幅
int     g_ny = 256;              // 画像の高さ
double  g_ar = 0.5;              // データ収集率（data acquisition rate）
double  g_fw = 0.5;              // ガウス型 PDF の半値幅
double  *g_imr;                  // 画像データ（実部）
double  *g_imi;                  // 画像データ（虚部）
double  *g_pdf;                  // 確率分布関数（Probability Distribution Function）
double  *g_vdr;                  // 変数密度乱数サンプリング（Variable-Density Random Sampling）
```

〔実験 17〕 ランダムサンプリングデータからのフーリエ線形画像再構成（1次元位相エンコード）

プログラム　017cs2D_LinearRecon1D.c
1次元位相エンコード方向でランダムに収集したMRIデータからの線形再構成する．

入力：
1. 入力画像データのファイル名（float型）
2. 出力画像データのファイル名（float型）
3. 画像の幅（x方向）
4. 画像の高さ（y方向）
5. データ収集率
6. PDF（Probability Distribution Function）の半値幅（FWHM）

出力：
1. 再構成後の画像ファイル

必要な関数用ファイル：
1. 101io.c
2. 102statistics.c
3. 103fft.c
4. 105sampling.c

```
// グローバル変数の宣言と初期値設定
    char    g_f1[50] = "n012.img";      // 入力画像データのファイル名
    char    g_f2[50] = "n017.img";      // 出力画像データのファイル名
    int     g_nx = 256;                 // 画像の幅
    int     g_ny = 256;                 // 画像の高さ
    double  g_ar = 0.25;                // データ収集率 (data acquisition rate)
    double  g_fw = 0.5;                 // ガウス型PDFの半値幅
    double  *g_im0;                     // 画像データ（原画像）
    double  *g_imr;                     // 画像データ（実部）
    double  *g_imi;                     // 画像データ（虚部）
    double  *g_pdf;                     // 確率分布関数 (Probability Distribution Function)
    double  *g_vdr;                     // 変数密度乱数サンプリング (Variable-Density Random Sampling)
```

〔実験 18〕 POCS法による画像再構成（1次元位相エンコード）

プログラム　018cs2D_POCS1D.c
1次元位相エンコード方向でランダムに収集したMRIデータからPOCS逐次近似法により画像再構成する．

入力：

1. 入力画像データのファイル名（float 型）
2. 出力データのフォルダ名
3. 画像の幅　（x 方向）
4. 画像の高さ（y 方向）
5. データ収集率
6. ガウス型の半値幅（FWHM）
7. 閾値の大きさ
8. 繰り返し回数

出力：

「n18」フォルダ内に出力（フォルダがない場合は作成される）
1. 繰り返しの画像ファイル　　　（n18***.img, float 型）
2. 繰り返しの周波数画像ファイル（n18***_fre.img, float 型 , 実部）
3. 繰り返しの周波数画像ファイル（n18***_fim.img, float 型 , 虚部）
4. RMSE のデータファイル　　　（n18_rmse.txt, text 型）
※「***」には繰り返しの番号が入る

必要な関数用ファイル：

1. 101io.c
2. 102statistics.c
3. 103fft.c
4. 105sampling.c

```c
// グローバル変数の宣言と初期値設定
char    g_f1[50] = "n012.img";    // 入力画像データのファイル名
char    g_f2[50] = "n018";        // 出力する処理後のファイル名
int     g_nx = 256;               // 画像の幅
int     g_ny = 256;               // 画像の高さ
double  g_ar = 0.5;               // データ収集率（data acquisition rate）
double  g_fw = 0.5;               // ガウス型 PDF の半値幅
double  g_rd = 0.01;              // 閾値の大きさ
int     g_itn = 20;               // 繰り返し回数
double  *g_im0;                   // 画像データ（原画像）
double  *g_imr;                   // 画像データ（実部）
double  *g_imi;                   // 画像データ（虚部）
double  *g_pdf;                   // 確率分布関数（Probability Distribution Function）
double  *g_vdr;                   // 変数密度乱数サンプリング（Variable-Density Random Sampling）
```

〔実験 19〕 POCS 法による画像再構成（1 次元位相エンコードとウェーブレット変換）

プログラム 019cs2D_POCS1D_Wavelet.c
1 次元位相エンコード方向でランダムに収集した MRI データからウェーブレット変換を利用して
POCS 逐次近似法により画像再構成する．

入力：
1. 入力画像データのファイル名（float 型）
2. 出力データのフォルダ名
3. 画像の幅（x 方向）
4. 画像の高さ（y 方向）
5. データ収集率
6. ガウス型の半値幅（FWHM）
7. 閾値の大きさ
8. ウェーブレットインデックス
9. 多重解像度解析の深さ
10. 繰り返し回数

出力：
「n19」フォルダ内に出力（フォルダがない場合は作成される）
1. 繰り返しの画像ファイル　　　（n19***.img, float 型）
2. 繰り返しの周波数画像ファイル（n19***_fre.img, float 型, 実部）
3. 繰り返しの周波数画像ファイル（n19***_fim.img, float 型, 虚部）
4. RMSE のデータファイル　　　（n19_rmse.txt, text 型）
※「***」には繰り返しの番号が入る

必要な関数用ファイル：
1. 101io.c
2. 102statistics.c
3. 103fft.c
4. 104wavelet.c
5. 105sampling.c

```
// グローバル変数の宣言と初期値設定
char    g_f1[50] = "n012.img";   // 入力画像データのファイル名
char    g_f2[50] = "n019";       // 出力する処理後のファイル名
int     g_nx = 256;              // 画像の幅
int     g_ny = 256;              // 画像の高さ
double  g_ar = 0.5;              // データ収集率 (data acquisition rate)
double  g_fw = 0.5;              // ガウス型 PDF の半値幅
double  g_rd = 0.05;             // 閾値の大きさ
int     g_wi = 4;                // Wavelet index（2～20 の偶数）
```

```
int      g_dp = -4;              // 多重解像度解析の深さ（-1から負の数で与える）
int      g_itn = 20;             // 繰り返し回数
double   *g_im0;                 // 画像データ（原画像）
double   *g_imr;                 // 画像データ（実部）
double   *g_imi;                 // 画像データ（虚部）
double   *g_pdf;                 // 確率分布関数（Probability Distribution Function）
double   *g_vdr;                 // 変数密度乱数サンプリング（Variable-Density Random Sampling）
```

〔実験20〕 3次元画像に対する2次元ランダムサンプリング

プログラム 020cs3D_Random2D.c
MRIの3次元データを2次元位相エンコードでランダムに収集する．

入力：
1. 入力画像データのファイル名（float型）
2. 出力データの主ファイル名（float型）
3. 画像の幅（x方向）
4. 画像の高さ（y方向）
5. 画像の奥行（z方向）
6. データ収集率
7. PDF（Probability Distribution Function）の半値幅（FWHM）

出力：
1. 処理後の実部画像ファイル　　　（n020_1re.img）
2. 処理後の虚部画像ファイル　　　（n020_2im.img）
3. データの確率分布関数（PDF）　（n020_3pdf.img）
4. データの変数密度乱数サンプリング（n020_4vdr.img）

必要な関数用ファイル：
1. 101io.c
2. 102statistics.c
3. 103fft.c
4. 105sampling.c

```
// グローバル変数の宣言と初期値設定
char     g_f1[50] = "n020.img";  // 入力画像データのファイル名
char     g_f2[50] = "n020";      // 出力する処理後の主ファイル名
int      g_nx = 256;             // 画像の幅
int      g_ny = 256;             // 画像の高さ
int      g_nz = 256;             // 画像の奥行
double   g_ar = 0.25;            // データ収集率（data acquisition rate）
```

```
double   g_fw = 0.5;           // ガウス型 PDF の半値幅
double   *g_imr;                // 画像データ（実部）
double   *g_imi;                // 画像データ（虚部）
double   *g_pdf;                // 確率分布関数（Probability Distribution Function）
double   *g_vdr;                // 変数密度乱数サンプリング（Variable-Density Random Sampling）
```

〔実験 21〕 フーリエ線形 3 次元画像再構成（2 次元ランダムサンプリング）

プログラム 021cs3D_LinearRecon2D.c
2 次元位相エンコードをランダムに収集した MRI データから線形再構成する．

入力：
1. 入力画像データのファイル名（float 型）
2. 出力画像データのファイル名（float 型）
3. 画像の幅（x 方向）
4. 画像の高さ（y 方向）
5. 画像の奥行（z 方向）
6. データ収集率
7. PDF（Probability Distribution Function）の半値幅（FWHM）

出力：
1. 再構成後の画像ファイル

必要な関数用ファイル：
1. 101io.c
2. 102statistics.c
3. 103fft.c
4. 105sampling.c

```
// グローバル変数の宣言と初期値設定
char     g_f1[50] = "n020.img";  // 入力画像データのファイル名
char     g_f2[50] = "n021.img";  // 出力画像データのファイル名
int      g_nx = 256;             // 画像の幅
int      g_ny = 256;             // 画像の高さ
int      g_nz = 256;             // 画像の奥行
double   g_ar = 0.25;            // データ収集率（data acquisition rate）
double   g_fw = 0.5;             // ガウス型 PDF の半値幅
double   *g_im0;                 // 画像データ（原画像）
double   *g_imr;                 // 画像データ（実部）
double   *g_imi;                 // 画像データ（虚部）
double   *g_pdf;                 // 確率分布関数（Probability Distribution Function）
double   *g_vdr;                 // 変数密度乱数サンプリング（Variable-Density Random Sampling）
```

〔実験 22〕 POCS 法による 3 次元画像再構成（2 次元ランダムサンプリング）

プログラム 022cs3D_POCS2D.c

2 次元位相エンコードをランダムに収集した MRI データから POCS 逐次近似法により画像再構成する．

入力：

1. 入力画像データのファイル名（float 型）
2. 出力データのフォルダ名
3. 画像の幅　（x 方向）
4. 画像の高さ（y 方向）
5. 画像の奥行（z 方向）
6. データ収集率
7. ガウス型の半値幅（FWHM）
8. 閾値の大きさ
9. 繰り返し回数

出力：

「n22」フォルダ内に出力（フォルダがない場合は作成される）

1. 繰り返しの画像ファイル　　　（n22***.img, float 型）
2. 繰り返しの周波数画像ファイル（n22***_fre.img, float 型，実部）
3. 繰り返しの周波数画像ファイル（n22***_fim.img, float 型，虚部）
4. RMSE のデータファイル　　　（n22_rmse.txt, text 型）

※「***」には繰り返しの番号が入る

必要な関数用ファイル：

1. 101io.c
2. 102statistics.c
3. 103fft.c
4. 105sampling.c

```
// グローバル変数の宣言と初期値設定
char    g_f1[50] = "n020.img";   // 入力画像データのファイル名
char    g_f2[50] = "n022";       // 出力する処理後のファイル名
int     g_nx = 256;              // 画像の幅
int     g_ny = 256;              // 画像の高さ
int     g_nz = 256;              // 画像の奥行
double  g_ar = 0.25;             // データ収集率（data acquisition rate）
double  g_fw = 0.5;              // ガウス型 PDF の半値幅
double  g_rd = 0.01;             // 閾値の大きさ
int     g_itn = 20;              // 繰り返し回数
double  *g_im0;                  // 画像データ（原画像）
double  *g_imr;                  // 画像データ（実部）
```

```
double  *g_imi;              // 画像データ（虚部）
double  *g_pdf;              // 確率分布関数（Probability Distribution Function）
double  *g_vdr;              // 変数密度乱数サンプリング（Variable-Density Random Sampling）
```

〔実験 23〕 POCS 法による 3 次元画像再構成（2 次元ランダムサンプリングとウェーブレット変換）

プログラム　023cs3D_POCS2D_Wavelet.c

2 次元位相エンコードをランダムに収集した MRI データからウェーブレット変換を利用して POCS 逐次近似法により画像再構成する．

入力：
1. 入力画像データのファイル名（float 型）
2. 出力データのフォルダ名
3. 画像の幅　（x 方向）
4. 画像の高さ（y 方向）
5. 画像の奥行（z 方向）
6. データ収集率
7. ガウス型の半値幅（FWHM）
8. 閾値の大きさ
8. ウェーブレットインデックス
10. 多重解像度解析の深さ
11. 繰り返し回数

出力：
「n23」フォルダ内に出力（フォルダがない場合は作成される）
1. 繰り返しの画像ファイル　　　（n23***.img, float 型）
2. 繰り返しの周波数画像ファイル（n23***_fre.img, float 型 , 実部）
3. 繰り返しの周波数画像ファイル（n23***_fim.img, float 型 , 虚部）
4. RMSE のデータファイル　　　（n23_rmse.txt, text 型）
※「***」には繰り返しの番号が入る

必要な関数用ファイル：
1. 101io.c
2. 102statistics.c
3. 103fft.c
4. 104wavelet.c
5. 105sampling.c

```
// グローバル変数の宣言と初期値設定
char    g_fI[50] = "n020.img";  // 入力画像データのファイル名
```

```
char     g_f2[50] = "n023";        // 出力する処理後のファイル名
int      g_nx = 256;               // 画像の幅
int      g_ny = 256;               // 画像の高さ
int      g_nz = 256;               // 画像の奥行
double   g_ar = 0.25;              // データ収集率（data acquisition rate）
double   g_fw = 0.5;               // ガウス型 PDF の半値幅
double   g_rd = 0.01;              // 閾値の大きさ
int      g_wi = 4;                 // Wavelet index（2 〜 20 の偶数）
int      g_dp = -4;                // 多重解像度解析の深さ（-1 から負の数で与える）
int      g_itn = 20;               // 繰り返し回数
double   *g_im0;                   // 画像データ（原画像）
double   *g_imr;                   // 画像データ（実部）
double   *g_imi;                   // 画像データ（虚部）
double   *g_pdf;                   // 確率分布関数（Probability Distribution Function）
double   *g_vdr;                   // 変数密度乱数サンプリング（Variable-Density Random Sampling）
```

##〔実験 24〕 2 次元ランダムサンプリングの PSF

プログラム　024psf2D_Random2D.c
2 次元 k 空間ランダムサンプリングの PSF を計算する．

入力：
1. 出力データの主ファイル名　（float 型）
2. 画像の幅　（x 方向）
3. 画像の高さ（y 方向）
4. PSF の x 座標
5. PSF の y 座標
6. データ収集率
7. PDF（Probability Distribution Function）の半値幅（FWHM）

出力：
1. PSF の画像ファイル　　　　　　（n024_1psf.img）
2. k 空間の実部画像ファイル　　　（n024_2re.img）
3. k 空間の虚部画像ファイル　　　（n024_3im.img）
4. データの確率分布関数（PDF）　（n024_4pdf.img）
5. データの変数密度乱数サンプリング（n024_5vdr.img）
6. 疎サンプリングの PSF 画像ファイル　（n024_6psf.img）

必要な関数用ファイル：
1. 101io.c
2. 102statistics.c

3. 103fft.c
  4. 105sampling.c

// グローバル変数の宣言と初期値設定
char   g_fl[50] = "n024";   // 出力する処理後の主ファイル名
int   g_nx = 256;   // 画像の幅
int   g_ny = 256;   // 画像の高さ
int   g_px = 128;   // PSF の x 座標
int   g_py = 128;   // PSF の y 座標
double g_ar = 0.25;   // データ収集率（data acquisition rate）
double g_fw = 0.5;   // ガウス型 PDF の半値幅
double *g_imr;   // 画像データ（実部）
double *g_imi;   // 画像データ（虚部）
double *g_pdf;   // 確率分布関数（Probability Distribution Function）
double *g_vdr;   // 変数密度乱数サンプリング（Variable-Density Random Sampling）

Excel ファイル：**EX 024psf2D_Random2D**

〔実験 25〕 2 次元ランダムサンプリングのウェーブレット変換 PSF

プログラム　025psf2D_Random2D_Wavelet.c
2 次元 k 空間ランダムサンプリングのウェーブレット変換 PSF を計算する．

入力：
1. 出力データの主ファイル名　（float 型）
2. 画像の幅　（x 方向）
3. 画像の高さ（y 方向）
4. PSF の x 座標
5. PSF の y 座標
6. データ収集率
7. PDF（Probability Distribution Function）の半値幅（FWHM）
8. ウェーブレットインデックス
9. 多重解像度解析の深さ

出力：
1. PSF の画像ファイル　　　　　　（n025_1psf.img）
2. Wavelet 逆変換画像ファイル　　（n025_2iwt.img）
3. k 空間の実部画像ファイル　　　（n025_3re.img）
4. k 空間の虚部画像ファイル　　　（n025_4im.img）
5. データの確率分布関数（PDF）　（n025_5pdf.img）
6. データの変数密度乱数サンプリング（n025_6vdr.img）

7. フーリエ逆変換画像ファイル　　（n025_7ift.img）
8. Wavelet 変換した PSF 画像ファイル　（n025_8psf.img）

必要な関数用ファイル：
1. 101io.c
2. 102statistics.c
3. 103fft.c
4. 104wavelet.c
5. 105sampling.c

// グローバル変数の宣言と初期値設定
```
char     g_fl[50] = "n025";    // 出力する処理後の主ファイル名
int      g_nx = 256;           // 画像の幅
int      g_ny = 256;           // 画像の高さ
int      g_px = 32;            // PSF の x 座標
int      g_py = 96;            // PSF の y 座標
double   g_ar = 0.25;          // データ収集率（data acquisition rate）
double   g_fw = 0.5;           // ガウス型 PDF の半値幅
int      g_wi = 4;             // Wavelet index（2〜20 の偶数）
int      g_dp = -2;            // 多重解像度解析の深さ（-1 から負の数で与える）
double   *g_imr;               // 画像データ（実部）
double   *g_imi;               // 画像データ（虚部）
double   *g_pdf;               // 確率分布関数（Probability Distribution Function）
double   *g_vdr;               // 変数密度乱数サンプリング（Variable-Density Random Sampling）
```

〔実験 26〕１次元ランダムサンプリングデータから直感的な信号復元
プログラム　026cs1D_intuitive.c
ランダムサンプリングデータから直感的に信号を復元する．

入力：
1. 入力する１次元データのファイル名
2. 出力する処理後のファイル名
3. １次元データの総データ数（2 のべき乗）
4. データ収集率
5. 閾値の大きさ
6. 繰り返し回数

出力：
1. テキストデータのファイル

必要な関数用ファイル：
1. 101io.c
2. 102statistics.c

```
// グローバル変数の宣言と初期値設定
char    g_f1[50] = "n001.txt";    // 入力する 1 次元データのファイル名
char    g_f2[50] = "n026.txt";    // 出力する処理後のファイル名
int     g_nx = 128;               // 1 次元データの総データ数
double  g_ar = 0.5;               // データ収集率（data acquisition rate）
int     g_itn = 3;                // 繰り返し回数
int     g_col = 0;                // 出力データ列数
double  *g_datr;                  // データ配列（実部）
double  *g_dati;                  // データ配列（虚部）
double  *g_psfr;                  // PSF（実部）
double  *g_psfi;                  // PSF（虚部）
double  *g_xout;                  // データの出力用
```

Excel ファイル：**Ex 026cs1D_intuitive_R0.5_th0.3**

〔実験 27〕 TV（Total Variation）を利用した POCS 逐次近似法（2 次元ランダムデータ）

プログラム　027cs2D_POCS2D_TV.c
2 次元でランダムに収集した MRI データから TV（Total Variation）を利用して POCS 逐次近似法により画像再構成する．

入力：
1. 入力画像データのファイル名（float 型）
2. 出力データのフォルダ名
3. 画像の幅（x 方向）
4. 画像の高さ（y 方向）
5. データ収集率
6. ガウス型の半値幅（FWHM）
7. 繰り返し回数
8. ゼロ補正

出力：
「n27」フォルダ内に出力（フォルダがない場合は作成される）
1. 繰り返しの画像ファイル　　　　（n27***.img, float 型）
2. 繰り返しの周波数画像ファイル（n27***_fre.img, float 型, 実部）
3. 繰り返しの周波数画像ファイル（n27***_fim.img, float 型, 虚部）
4. RMSE のデータファイル　　　　（n27_rmse.txt, text 型）

※「***」には繰り返しの番号が入る

必要な関数用ファイル：
1. 101io.c
2. 102statistics.c
3. 103fft.c
4. 104wavelet.c
5. 105sampling.c
6. 106tv.c

```
// グローバル変数の宣言と初期値設定
char     g_f1[50] = "n012.img";    // 入力画像データのファイル名
char     g_f2[50] = "n027";        // 出力する処理後のファイル名
int      g_nx = 256;               // 画像の幅
int      g_ny = 256;               // 画像の高さ
double   g_ar = 0.25;              // データ収集率（data acquisition rate）
double   g_fw = 0.5;               // ガウス型 PDF の半値幅
int      g_itn = 100;              // 繰り返し回数
int      g_zc = 0;                 // ゼロ補正（0：なし，1：虚部，2：実部負値，3：両方）
double   *g_im0;                   // 画像データ（原画像）
double   *g_imr;                   // 画像データ（実部）
double   *g_imi;                   // 画像データ（虚部）
double   *g_pdf;                   // 確率分布関数（Probability Distribution Function）
double   *g_vdr;                   // 変数密度乱数サンプリング（Variable-Density Random Sampling）
```

〔実験 28〕 TV（Total Variation）を利用した POCS 逐次近似法（1 次元位相エンコード）

プログラム　028cs2D_POCS1D_TV.c

1 次元位相エンコードでランダムに収集した MRI データから TV（Total Variation）を利用して POCS 逐次近似法により画像再構成する．

入力：
1. 入力画像データのファイル名（float 型）
2. 出力データのフォルダ名
3. 画像の幅　（x 方向）
4. 画像の高さ（y 方向）
5. データ収集率
6. ガウス型の半値幅（FWHM）
7. 繰り返し回数
8. ゼロ補正

出力：
「n28」フォルダ内に出力（フォルダがない場合は作成される）
1. 繰り返しの画像ファイル 　　　（n28***.img, float 型）
2. 繰り返しの周波数画像ファイル（n28***_fre.img, float 型 , 実部）
3. 繰り返しの周波数画像ファイル（n28***_fim.img, float 型 , 虚部）
4. RMSE のデータファイル 　　　（n28_rmse.txt, text 型）
※「***」には繰り返しの番号が入る

必要な関数用ファイル：
1. 101io.c
2. 102statistics.c
3. 103fft.c
4. 104wavelet.c
5. 105sampling.c
6. 106tv.c

```
// グローバル変数の宣言と初期値設定
char    g_f1[50] = "n012.img";   // 入力画像データのファイル名
char    g_f2[50] = "n028";       // 出力する処理後のファイル名
int     g_nx = 256;              // 画像の幅
int     g_ny = 256;              // 画像の高さ
double  g_ar = 0.5;              // データ収集率（data acquisition rate）
double  g_fw = 0.5;              // ガウス型 PDF の半値幅
int     g_itn = 100;             // 繰り返し回数
int     g_zc = 0;                // ゼロ補正（0：なし，1：虚部，2：実部負値，3：両方）
double  *g_im0;                  // 画像データ（原画像）
double  *g_imr;                  // 画像データ（実部）
double  *g_imi;                  // 画像データ（虚部）
double  *g_pdf;                  // 確率分布関数（Probability Distribution Function）
double  *g_vdr;                  // 変数密度乱数サンプリング（Variable-Density Random Sampling）
```

〔実験 29〕 TV と Wavelet を利用した共役勾配（CG）逐次近似法（2 次元ランダムデータ）

プログラム　029cs2D_CG2D_TV_Wavelet.c
2 次元でランダムに収集した MRI データから TV（Total Variation）とウェーブレット変換を利用して共役勾配（CG）逐次近似法により画像再構成する．

入力：
1. 入力画像データのファイル名（float 型）
2. 出力データのフォルダ名

3. 画像の幅（x 方向）
4. 画像の高さ（y 方向）
5. データ収集率
6. ガウス型の半値幅（FWHM）
7. 繰り返し回数
8. ゼロ補正

出力：
「n29」フォルダ内に出力（フォルダがない場合は作成される）
1. 繰り返しの画像ファイル （n29***_1mk1r.img, float 型，実部）
2. 繰り返しの画像ファイル （n29***_1mk1i.img, float 型，虚部）
3. 繰り返しの gk 画像ファイル （n29***_2gk1r.img, float 型, 実部）
4. 繰り返しの gk 画像ファイル （n29***_2gk1i.img, float 型, 虚部）
5. 繰り返しの Δmk 画像ファイル （n29***_3dmkr.img, float 型, 実部）
6. 繰り返しの Δmk 画像ファイル （n29***_3dmki.img, float 型, 虚部）
7. RMSE のデータファイル （n29_rmse_re.txt, text 型，実部）
8. RMSE のデータファイル （n29_rmse_im.txt, text 型，虚部）
※「***」には繰り返しの番号が入る

必要な関数用ファイル：
1. 101io.c
2. 102statistics.c
3. 103fft.c
4. 104wavelet.c
5. 105sampling.c
6. 106tv.c

```c
// グローバル変数の宣言と初期値設定
char    g_f1[50] = "n012.img";  // 入力画像データのファイル名
char    g_f2[50] = "n029";      // 出力する処理後のファイル名
int     g_nx = 256;             // 画像の幅
int     g_ny = 256;             // 画像の高さ
double  g_ar = 0.5;             // データ収集率（data acquisition rate）
double  g_fw = 0.5;             // ガウス型 PDF の半値幅
int     g_itn = 100;            // 繰り返し回数
int     g_zc = 0;               // ゼロ補正（0：なし，1：虚部，2：実部負値，3：両方）
int     g_wi = 4;               // Wavelet index（2〜20 の偶数）
int     g_dp = -4;              // 多重解像度解析の深さ（-1 から負の数で与える）
double  g_r1 = 0.01;            // L1 ノルムの重み付け係数
double  g_r2 = 0.40;            // TV の重み付け係数
double  *g_im0;                 // 画像データ（原画像）
```

```
double  *g_imr;           // 画像データ（実部）
double  *g_imi;           // 画像データ（虚部）
double  *g_pdf;           // 確率分布関数（Probability Distribution Function）
double  *g_vdr;           // 変数密度乱数サンプリング（Variable-Density Random Sampling）
```

〔実験 30〕 TV と Wavelet を利用した共役勾配（CG）逐次近似法（1 次元位相エンコード）

プログラム　030cs2D_CG1D_TV_Wavelet.c

1 次元位相エンコードでランダムに収集した MRI データから TV（Total Variation）とウェーブレット変換を利用して共役勾配（CG）逐次近似法により画像再構成する．

入力：
1. 入力画像データのファイル名（float 型）
2. 出力データのフォルダ名
3. 画像の幅　（x 方向）
4. 画像の高さ（y 方向）
5. データ収集率
6. ガウス型の半値幅（FWHM）
7. 繰り返し回数
8. ゼロ補正

出力：
「n30」フォルダ内に出力（フォルダがない場合は作成される）
1. 繰り返しの画像ファイル　　　（n30***_1mk1r.img, float 型，実部）
2. 繰り返しの画像ファイル　　　（n30***_1mk1i.img, float 型，虚部）
3. 繰り返しの gk 画像ファイル　（n30***_2gk1r.img, float 型，実部）
4. 繰り返しの gk 画像ファイル　（n30***_2gk1i.img, float 型，虚部）
5. 繰り返しの Δmk 画像ファイル（n30***_3dmkr.img, float 型，実部）
6. 繰り返しの Δmk 画像ファイル（n30***_3dmki.img, float 型，虚部）
7. RMSE のデータファイル　　　（n30_rmse_re.txt, text 型，実部）
8. RMSE のデータファイル　　　（n30_rmse_im.txt, text 型，虚部）
※「***」には繰り返しの番号が入る

必要な関数用ファイル：
1. 101io.c
2. 102statistics.c
3. 103fft.c
4. 104wavelet.c
5. 105sampling.c
6. 106tv.c

```
// グローバル変数の宣言と初期値設定
char     g_f1[50] = "n012.img";    // 入力画像データのファイル名
char     g_f2[50] = "n030";        // 出力する処理後のファイル名
int      g_nx = 256;               // 画像の幅
int      g_ny = 256;               // 画像の高さ
double   g_ar = 0.5;               // データ収集率（data acquisition rate）
double   g_fw = 0.5;               // ガウス型 PDF の半値幅
int      g_itn = 100;              // 繰り返し回数
int      g_zc = 0;                 // ゼロ補正（0：なし，1：虚部，2：実部負値，3：両方）
int      g_wi = 4;                 // Wavelet index（2 ～ 20 の偶数）
int      g_dp = -4;                // 多重解像度解析の深さ（-1 から負の数で与える）
double   g_r1 = 0.01;              // L1 ノルムの重み付け係数
double   g_r2 = 0.40;              // TV の重み付け係数
double  *g_im0;                    // 画像データ（原画像）
double  *g_imr;                    // 画像データ（実部）
double  *g_imi;                    // 画像データ（虚部）
double  *g_pdf;                    // 確率分布関数（Probability Distribution Function）
double  *g_vdr;                    // 変数密度乱数サンプリング（Variable-Density Random Sampling）
```

[プログラム]

```c
1:   /*   011cs2D_WaveletThresh.c   */
2:
3:   /* --- プログラムの説明 ---
4:      多重解像度解析を利用して閾値処理をするプログラム
5:
6:   入力：
7:     1. 画像データのファイル名（float 型）
8:     2. 出力データのファイル名（float 型）
9:     3. 画像の幅  （x 方向）
10:    4. 画像の高さ（y 方向）
11:    5. ウェーブレットインデックス
12:    6. 多重解像度解析の深さ
13:    7. 値の大きいデータを残す割合 (rd)
14:
15:  出力：
16:    1. 閾値処理を行った画像データ
17:    2. 閾値処理を行う前のヒストグラム   (n011_histgram0.txt)
18:    3. 閾値処理を行った後のヒストグラム (n011_histgram1.txt)
19:
20:  必要な関数用ファイル：
21:    1. 101io.c
22:    2. 104wavelet.c
23:
24:  */
25:
26:  #define _CRT_SECURE_NO_WARNINGS
27:  #include <stdio.h>
28:  #include <stdlib.h>
29:  #include <string.h>
30:  #include <math.h>
31:
32:  // グローバル変数の宣言と初期値設定
33:  char     g_f1[50] = "n010.img";    // 入力する 2 次元画像のファイル名
34:  char     g_f2[50] = "n011.img";    // 出力する処理後のファイル名
35:  int      g_nx = 256;      // 画像の幅
36:  int      g_ny = 256;      // 画像の高さ
37:  int      g_wi = 4;        // Wavelet index（2 ～ 20 の偶数）
38:  int      g_dp = -4;       // 多重解像度解析の深さ（-1 から負の数で与える）
39:  double   g_f  = 10.0;     // 値の大きいデータを残す割合（%）
40:  double   *g_img;          // 画像データ
41:
42:  // 入力の際のコメント（入力変数とリンク）
43:  char *menu[] = {
44:  " 多重解像度解析を利用して閾値処理をするプログラム ",
45:  " 1. 入力画像データのファイル名 <float> ",
46:  " 2. 処理後データのファイル名    <float> ",
47:  " 3. 画像の幅  （x 方向）",
48:  " 4. 画像の高さ（y 方向）",
49:  " 5. Wavelet Index      (2-20, 偶数 ) ",
50:  " 6. 多重解像度解析の深さ    ( 負数 ) ",
51:  " 7. 値の大きいデータを残す割合 (%) ",
52:  };
53:
54:  // プロトタイプ宣言
55:  void read_data_float(char *, double *, int);
56:  void write_data_float(char *, double *, int);
57:  void write_data_txt_int(char *, int *, int);
58:  void wavelet_2d(double *, int, int, int, int);
59:  void wavelet_2d_inv(double *, int, int, int, int);
60:  void thresh(double *, int, double);
61:  void histgram(char *, double *, int);
62:
```

```
63:    void getparameter(void)
64:    {
65:        int     i = 0;
66:        char    dat[256];
67:
68:        // 変数への値の入力
69:        i = 0;
70:        fprintf(stdout, "\n%s\n\n", menu[i++]);
71:        fprintf(stdout, "  %s [%s] :", menu[i++], g_f1);
72:        if (*fgets(dat, 256, stdin) != '\n') { dat[strlen(dat) - 1] = '\0'; strcpy(g_f1, dat); }
73:        fprintf(stdout, "  %s [%s] :", menu[i++], g_f2);
74:        if (*fgets(dat, 256, stdin) != '\n') { dat[strlen(dat) - 1] = '\0'; strcpy(g_f2, dat); }
75:        fprintf(stdout, "  %s [%d] :", menu[i++], g_nx);
76:        if (*fgets(dat, 256, stdin) != '\n')   g_nx = atoi(dat);
77:        fprintf(stdout, "  %s [%d] :", menu[i++], g_ny);
78:        if (*fgets(dat, 256, stdin) != '\n')   g_ny = atoi(dat);
79:        fprintf(stdout, "  %s [%d] :", menu[i++], g_wi);
80:        if (*fgets(dat, 256, stdin) != '\n')   g_wi = atoi(dat);
81:        fprintf(stdout, "  %s [%d] :", menu[i++], g_dp);
82:        if (*fgets(dat, 256, stdin) != '\n')   g_dp = atoi(dat);
83:        fprintf(stdout, "  %s [%f] :", menu[i++], g_f);
84:        if (*fgets(dat, 256, stdin) != '\n')   g_f = atof(dat);
85:        fprintf(stdout, "\n");
86:    }
87:
88:    int main(void)
89:    {
90:
91:        // プログラムで使用する変数の入力
92:        getparameter();
93:
94:        // データ領域のメモリを動的に確保
95:        g_img = (double *)malloc((unsigned long)g_nx*g_ny*sizeof(double));
96:
97:        // 画像データの入力
98:        printf(" *** 画像データの入力 ***\n");
99:        read_data_float(g_f1, g_img, g_nx*g_ny);
100:
101:        // 多重解像度解析（順変換）
102:        printf(" *** 多重解像度解析（順変換） ***\n");
103:        wavelet_2d(g_img, g_nx, g_ny, g_wi, g_dp);
104:
105:        // ヒストグラムの作成と出力
106:        printf(" *** ヒストグラムの作成と出力 ***\n");
107:        histgram("n011_histgram0.txt", g_img, g_nx*g_ny);
108:
109:        // 閾値処理
110:        printf(" *** 閾値処理 ***\n");
111:        thresh(g_img, g_nx*g_ny, g_f);
112:
113:        // 処理後のヒストグラム
114:        histgram("n011_histgram1.txt", g_img, g_nx*g_ny);
115:
116:        // 多重解像度解析（逆変換）
117:        printf(" *** 多重解像度解析（逆変換） ***\n");
118:        wavelet_2d_inv(g_img, g_nx, g_ny, g_wi, g_dp);
119:
120:        // 逆変換後データの書き込み
121:        printf(" *** 逆変換後データの出力 ***\n");
122:        write_data_float(g_f2, g_img, g_nx*g_ny);
```

```
123:
124:    free(g_img);
125:
126:    return 0;
127: }
128:
129: int compare_double(const void *a, const void *b)
130: {
131:    if (*(double *)b > *(double *)a)          return  1;
132:    else if (*(double *)b < *(double *)a)     return -1;
133:    else                                       return  0;
134: }
135:
136: // 閾値処理
137: void thresh(double *dat, int n, double f)
138: // double   *dat;    // データ配列
139: // int       n;      // データ数
140: // double    f;      // データを残す割合 (%)
141: {
142:    int    i, ndx;
143:    double *srt, u, thr;
144:
145:    srt = (double *)malloc((size_t)n*sizeof(double));
146:
147:    for (i = 0; i < n; i++)
148:       srt[i] = dat[i];
149:
150:    // 大きい順に並べ替え
151:    qsort(srt, n, sizeof(double), compare_double);
152:
153:    ndx = (int)floor(n*f / 100.0);
154:    thr = srt[ndx];
155:    printf(" 閾値：%f (%d 番目 )\n", thr, ndx);
156:
157:    // 閾値処理：thr より小さい値を 0 にする
158:    for (i = 0; i < n; i++)
159:    {
160:       u = dat[i];
161:       if (fabs(u) < thr)   // |u|<thr  : S(u,thr)=0
162:       {
163:          dat[i] = 0;
164:       }
165:    }
166:
167:    free(srt);
168: }
169:
170: // ヒストグラムの作成と出力
171: void histgram(char *fi, double *dat, int n)
172: // char     *fi;     // ヒストグラム出力のファイル名
173: // double   *dat;    // データ配列
174: // int       n;      // データ数
175: {
176:    int    i, ndx;
177:    int    *hist;  // ヒストグラムのデータ
178:    int    nh;     // ヒストグラムの bin 数
179:    double max, min;
180:
181:    // ヒストグラムの作成
182:    nh = (int)sqrt((double)n);
183:    hist = (int *)malloc((size_t)nh*sizeof(int));
184:
```

```
185:   for (i = 0; i < nh; i ++)
186:   {
187:      hist[i] = 0;
188:   }
189:   max = dat[0];
190:   min = dat[0];
191:   for (i = 0; i < n; i++)
192:   {
193:      if (max < dat[i])        max = dat[i];
194:      else if (min > dat[i])   min = dat[i];
195:   }
196:   for (i = 0; i < n; i++)
197:   {
198:      ndx = (int)(nh*(dat[i] - min) / (max - min));
199:      if (ndx < 0)             hist[0]++;
200:      else if (ndx > nh - 1)   hist[nh - 1]++;
201:      else                     hist[ndx]++;
202:   }
203:
204:   // ヒストグラムの出力
205:   write_data_txt_int(fi, hist, nh);
206:
207:   free(hist);
208: }
209:
```

```
1:   /*  019cs2D_POCS1D_Wavelet.c   */
2:
3:   /* --- プログラムの説明 ---
4:    POCS 逐次近似法による CS-MRI のプログラム（1 次元エンコードと Wavelet）．
5:
6:    入力：
7:     1. 入力画像データのファイル名（float 型）
8:     2. 出力データのフォルダ名
9:     3. 画像の幅  （x 方向）
10:    4. 画像の高さ（y 方向）
11:    5. データ収集率
12:    6. ガウス型の半値幅（FWHM）
13:    7. 閾値の大きさ
14:    8. ウェーブレットインデックス
15:    9. 多重解像度解析の深さ
16:   10. 繰り返し回数
17:
18:   出力：
19:   「n19」フォルダ内に出力（フォルダがない場合は作成される）
20:    1. 繰り返しの画像ファイル       （n19***.img, float 型）
21:    2. 繰り返しの周波数画像ファイル（n19***_fre.img, float 型，実部）
22:    3. 繰り返しの周波数画像ファイル（n19***_fim.img, float 型，虚部）
23:    4. RMSE のデータファイル        （n19_rmse.txt, text 型）
24:   ※「***」には繰り返しの番号が入る
25:
26:   必要な関数用ファイル：
27:    1. 101io.c
28:    2. 102statistics.c
29:    3. 103fft.c
30:    4. 104wavelet.c
31:    5. 105sampling.c
32:
33:   */
34:
35:   #define _CRT_SECURE_NO_WARNINGS
36:   #include <stdio.h>
37:   #include <stdlib.h>
38:   #include <string.h>
39:   #include <math.h>
40:   #include <direct.h>
41:
42:   #define  PI   3.14159265358979
43:
44:   // グローバル変数の宣言と初期値設定
45:   char     g_f1[50] = "n012.img";  // 入力画像データのファイル名
46:   char     g_f2[50] = "n019";      // 出力する処理後のファイル名
47:   int      g_nx = 256;             // 画像の幅
48:   int      g_ny = 256;             // 画像の高さ
49:   double   g_ar = 0.5;             // データ収集率 (data acquisition rate)
50:   double   g_fw = 0.5;             // ガウス型 PDF の半値幅
51:   double   g_rd = 0.05;            // 閾値の大きさ
52:   int      g_wi = 4;               // Wavelet index (2 〜 20 の偶数)
53:   int      g_dp = -4;              // 多重解像度解析の深さ（-1 から負の数で与える）
54:   int      g_itn = 20;             // 繰り返し回数
55:   double   *g_im0;                 // 画像データ（原画像）
56:   double   *g_imr;                 // 画像データ（実部）
57:   double   *g_imi;                 // 画像データ（虚部）
58:   double   *g_pdf;                 // 確率分布関数 (Probability Distribution Function)
59:   double   *g_vdr;                 // 変数密度乱数サンプリング (Variable-Density Random Sampling)
60:
```

```
61:    // 入力の際のコメント（入力変数とリンク）
62:    char *menu[] = {
63:    "POCS 逐次近似法による CS-MRI のプログラム (1 次元エンコードと Wavelet)",
64:    " 1. 入力画像データのファイル名    <float> ",
65:    " 2. 出力データのフォルダ名                  ",
66:    " 3. 画像の幅 (x 方向)",
67:    " 4. 画像の高さ (y 方向)",
68:    " 5. データ収集率 ",
69:    " 6. PDF の半値幅    ",
70:    " 7. 閾値の大きさ ",
71:    " 8. Wavelet Index    (2-20, 偶数) ",
72:    " 9. 多重解像度解析の深さ    (負数) ",
73:    "10. 繰り返し回数 ",
74:    };
75:
76:    // 関数のプロトタイプ宣言
77:    void read_data_float(char *, double *, int);
78:    void write_data_float(char *, double *, int);
79:    void write_data_txt(char *, double *, int);
80:    void randsample_en1d(double *, double *, double *, double *, int, int, double, double);
81:    void pocs2d_wavelet(double *, double *, double *, int, int, int, int, double, int);
82:
83:    void getparameter(void)
84:    {
85:    int    i;
86:    char   dat[256];
87:
88:    // 変数への値の入力
89:    i = 0;
90:    fprintf(stdout, "\n%s\n\n", menu[i++]);
91:    fprintf(stdout, " %s [%s] :", menu[i++], g_f1);
92:    if (*fgets(dat, 256, stdin) != '\n') { dat[strlen(dat) - 1] = '\0'; strcpy(g_f1, dat); }
93:    fprintf(stdout, " %s [%s] :", menu[i++], g_f2);
94:    if (*fgets(dat, 256, stdin) != '\n') { dat[strlen(dat) - 1] = '\0'; strcpy(g_f2, dat); }
95:    fprintf(stdout, " %s [%d] :", menu[i++], g_nx);
96:    if (*fgets(dat, 256, stdin) != '\n')  g_nx = atoi(dat);
97:    fprintf(stdout, " %s [%d] :", menu[i++], g_ny);
98:    if (*fgets(dat, 256, stdin) != '\n')  g_ny = atoi(dat);
99:    fprintf(stdout, " %s [%f] :", menu[i++], g_ar);
100:   if (*fgets(dat, 256, stdin) != '\n')  g_ar = atof(dat);
101:   fprintf(stdout, " %s [%f] :", menu[i++], g_fw);
102:   if (*fgets(dat, 256, stdin) != '\n')  g_fw = atof(dat);
103:   fprintf(stdout, " %s [%f] :", menu[i++], g_rd);
104:   if (*fgets(dat, 256, stdin) != '\n')  g_rd = atof(dat);
105:   fprintf(stdout, " %s [%d] :", menu[i++], g_wi);
106:   if (*fgets(dat, 256, stdin) != '\n')  g_wi = atoi(dat);
107:   fprintf(stdout, " %s [%d] :", menu[i++], g_dp);
108:   if (*fgets(dat, 256, stdin) != '\n')  g_dp = atoi(dat);
109:   fprintf(stdout, " %s [%d] :", menu[i++], g_itn);
110:   if (*fgets(dat, 256, stdin) != '\n')  g_itn = atoi(dat);
111:   fprintf(stdout, "\n");
112:   }
113:
114:   int main(void)
115:   {
116:   int    i;
117:
118:   // プログラムで使用する変数の入力
```

```
119:    getparameter();
120:
121:    // データ領域のメモリを動的に確保
122:    g_im0 = (double *)malloc((size_t)g_nx*g_ny*sizeof(double));
123:    g_imr = (double *)malloc((size_t)g_nx*g_ny*sizeof(double));
124:    g_imi = (double *)malloc((size_t)g_nx*g_ny*sizeof(double));
125:    g_pdf = (double *)malloc((size_t)g_nx*g_ny*sizeof(double));
126:    g_vdr = (double *)malloc((size_t)g_nx*g_ny*sizeof(double));
127:
128:    // 画像データの入力（実部）
129:    printf(" *** 画像データの入力 ***\n");
130:    read_data_float(g_f1, g_im0, g_nx*g_ny);
131:
132:    // データの初期化（実部，虚部，変数密度乱数サンプリング）
133:    for (i = 0; i < g_nx*g_ny; i++)
134:    {
135:        g_imr[i] = g_im0[i];
136:        g_imi[i] = 0;
137:        g_vdr[i] = 0;
138:    }
139:
140:    // 周波数空間で疎なランダムサンプリング（位相エンコード，1次元）
141:    printf(" *** 周波数空間で疎なランダムサンプリング ***\n");
142:    randsample_en1d(g_imr, g_imi, g_pdf, g_vdr, g_nx, g_ny, g_ar, g_fw);
143:
144:    // POCS 逐次近似法の実行
145:    printf(" *** POCS 逐次近似法 ***\n");
146:    pocs2d_wavelet(g_imr, g_imi, g_im0, g_nx, g_ny, g_wi, g_dp, g_rd, g_itn);
147:
148:    // データ領域のメモリを開放
149:    free(g_im0);
150:    free(g_imr);
151:    free(g_imi);
152:    free(g_pdf);
153:    free(g_vdr);
154:
155:    return 0;
156:  }
157:
158:  // POCS 逐次近似法（ウェーブレット変換を含む）
159:  void pocs2d_wavelet(double *imr, double *imi, double *im0, int nx, int ny, int wi, int dp, double rd, int itn)
160:  // double    *imr;    // 画像データ（実部）
161:  // double    *imi;    // 画像データ（虚部）
162:  // double    *im0;    // 画像データ（原画像）
163:  // int       nx;      // 画像の幅
164:  // int       ny;      // 画像の高さ
165:  // double    rd;      // 閾値
166:  // int       itn;     // 繰り返し回数
167:  {
168:  int       i, j;
169:  char      fi[256];
170:  double    thr, max;
171:  double    *fr1, *fi1;
172:  double    *rmse;
173:
174:  // フーリエ変換用関数のプロトタイプ宣言
175:  void fft2d(int, double*, double*, int, int);
176:
177:  // ソフト閾値処理と RMSE のプロトタイプ宣言
178:  void softthresh(double *, int, double);
179:  double calc_rmse(double *, double *, int);
```

```
180:
181:    // ウェーブレット変換用関数プロトタイプ宣言
182:    void wavelet_2d(double *, int, int, int, int);
183:    void wavelet_2d_inv(double *, int, int, int, int);
184:
185:    // データ領域の確保
186:    fr1  = (double *)malloc((size_t)nx*ny*sizeof(double));
187:    fi1  = (double *)malloc((size_t)nx*ny*sizeof(double));
188:    rmse = (double *)malloc((size_t)itn*sizeof(double));
189:
190:    // 繰り返しデータの初期化
191:    for (i = 0; i < nx*ny; i++)
192:    {
193:        fr1[i] = imr[i];
194:        fi1[i] = imi[i];
195:    }
196:
197:    // 出力フォルダの作成
198:    _mkdir(g_f2);
199:
200:    // 繰り返し処理
201:    for (i = 0; i < itn; i++)
202:    {
203:        fprintf(stderr, "\r --- 実行中 [%03d/%03d] ---", i, itn);
204:
205:        // 元データの出力（周波数空間）
206:        if (i < 10 || i % 10 == 0)
207:        {
208:            sprintf(fi, "%s\\%s%03d_fre.img", g_f2, g_f2, i);
209:            write_data_float(fi, fr1, nx*ny);
210:            sprintf(fi, "%s\\%s%03d_fim.img", g_f2, g_f2, i);
211:            write_data_float(fi, fi1, nx*ny);
212:        }
213:
214:        // 2次元フーリエ逆変換
215:        fft2d(-1, fr1, fi1, nx, ny);
216:
217:        // 途中データの出力（実空間；実部のみ）
218:        if (i < 10 || i % 10 == 0)
219:        {
220:            sprintf(fi, "%s\\%s%03d.img", g_f2, g_f2, i);
221:            write_data_float(fi, fr1, nx*ny);
222:        }
223:
224:        // ウェーブレット変換（多重解像度解析）
225:        wavelet_2d(fr1, nx, ny, wi, dp);
226:        wavelet_2d(fi1, nx, ny, wi, dp);
227:
228:        // 閾値の算出
229:        max = fr1[0];
230:        for (j = 1; j < nx*ny; j++)
231:            if (max < fr1[i]) max = fr1[i];
232:        thr = max * rd;
233:
234:        // ソフト閾値処理
235:        softthresh(fr1, nx*ny, thr);
236:        softthresh(fi1, nx*ny, thr);
237:
238:        // ウェーブレット逆変換（多重解像度解析）
239:        wavelet_2d_inv(fr1, nx, ny, wi, dp);
240:        wavelet_2d_inv(fi1, nx, ny, wi, dp);
241:
```

```
242:        // RMSE の計算
243:        rmse[i] = calc_rmse(im0, fr1, nx*ny);
244:        fprintf(stderr, " (RMSE = %f)", rmse[i]);
245:
246:        // 2 次元フーリエ変換
247:        fft2d(1, fr1, fi1, nx, ny);
248:
249:        // データの更新（元のデータがあるところはそのデータに置き換える）
250:        for (j = 0; j < nx*ny; j++)
251:        {
252:           if (imr[j] != 0.0)
253:           {
254:              fr1[j] = imr[j];
255:              fi1[j] = imi[j];
256:           }
257:        }
258:
259:     }
260:     fprintf(stderr, "\r --- 終　了 [%03d/%03d] ---\n", i, itn);
261:
262:     // 元データの出力（周波数空間）
263:     sprintf(fi, "%s\\%s%03d_fre.img", g_f2, g_f2, i);
264:     write_data_float(fi, fr1, nx*ny);
265:     sprintf(fi, "%s\\%s%03d_fim.img", g_f2, g_f2, i);
266:     write_data_float(fi, fi1, nx*ny);
267:
268:     // 2 次元フーリエ逆変換
269:     fft2d(-1, fr1, fi1, nx, ny);
270:
271:     // 最終データの出力（実空間；実部のみ）
272:     sprintf(fi, "%s\\%s%03d.img", g_f2, g_f2, i);
273:     write_data_float(fi, fr1, nx*ny);
274:
275:     // RMSE の出力
276:     sprintf(fi, "%s\\%s_rmse.txt", g_f2, g_f2);
277:     write_data_txt(fi, rmse, itn);
278:
279:     // データ領域の開放
280:     free(fr1);
281:     free(fi1);
282:     free(rmse);
283: }
284:
285: // ソフト閾値処理
286: void softthresh(double *dat, int nx, double rd)
287: // double  *dat;   // データ配列
288: // int     nx;     // データ数
289: // double  rd;     // 閾値
290: {
291:    int     i;
292:    double  u;
293:
294:    // ソフト閾値処理
295:    for (i = 0; i < nx; i++)
296:    {
297:       u = dat[i];
298:
299:       if (fabs(u) < rd)       // |u|<rd  : S(u,rd)=0
300:       {
301:          dat[i] = 0;
302:       }
303:       else                    // |u|>=rd : S(u,rd)=(|u|-rd)/|u|*u
```

```
304:        {
305:            dat[i] = (fabs(u) - rd) / fabs(u)*u;
306:        }
307:
308:    }
309: }
```

```c
1:  /*   020cs3D_Random2D.c   */
2:
3:  /* --- プログラムの説明 ---
4:     MRI の 3 次元データを 2 次元でランダムに収集するプログラム.
5:
6:  入力:
7:    1. 入力画像データのファイル名（float 型）
8:    2. 出力データの主ファイル名 （float 型）
9:    3. 画像の幅 （x 方向）
10:   4. 画像の高さ（y 方向）
11:   5. 画像の奥行（z 方向）
12:   6. データ収集率
13:   7. PDF（Propability Distribution Function）の半値幅（FWHM）
14:
15: 出力:
16:   1. 処理後の実部画像ファイル         (n020_1re.img)
17:   2. 処理後の虚部画像ファイル         (n020_2im.img)
18:   3. データの確率分布関数（PDF）      (n020_3pdf.img)
19:   4. データの変数密度乱数サンプリング（n020_4vdr.img）
20:
21: 必要な関数用ファイル:
22:   1. 101io.c
23:   2. 102statistics.c
24:   3. 103fft.c
25:   4. 105sampling.c
26:
27: */
28:
29: #define _CRT_SECURE_NO_WARNINGS
30: #include <stdio.h>
31: #include <stdlib.h>
32: #include <string.h>
33: #include <math.h>
34:
35: #define   PI   3.14159265358979
36:
37: // グローバル変数の宣言と初期値設定
38: char     g_f1[50] = "n020.img"; // 入力画像データのファイル名
39: char     g_f2[50] = "n020";     // 出力する処理後の主ファイル名
40: int      g_nx = 256;            // 画像の幅
41: int      g_ny = 256;            // 画像の高さ
42: int      g_nz = 256;            // 画像の奥行
43: double   g_ar = 0.25;           // データ収集率 (data acquisition rate)
44: double   g_fw = 0.5;            // ガウス型 PDF の半値幅
45: double   *g_imr;                // 画像データ（実部）
46: double   *g_imi;                // 画像データ（虚部）
47: double   *g_pdf;                // 確率分布関数（Probability Distribution Function）
48: double   *g_vdr;                // 変数密度乱数サンプリング (Variable-Density Random Sampling)
49:
50: char *menu[] = { // 入力の際のコメント（入力変数とリンク）
51: "MRI の 3 次元データを 2 次元でランダムに収集するプログラム ",
52: " 1. 入力画像データのファイル名    <float> ",
53: " 2. 出力データの主ファイル名      <float> ",
54: " 3. 画像の幅 （x 方向）",
55: " 4. 画像の高さ（y 方向）",
56: " 5. 画像の奥行（z 方向）",
57: " 6. データ収集率 ",
58: " 7. PDF の半値幅   ",
59: };
60:
```

```
61:    // 関数のプロトタイプ宣言
62:    void read_data_float(char *, double *, int);
63:    void write_data_float(char *, double *, int);
64:    void randsample_en2d(double *, double *, double *, double *, int, int, int,
       double, double);
65:
66:    void getparameter(void)
67:    {
68:    int    i;
69:    char   dat[256];
70:
71:    // 変数への値の入力
72:    i = 0;
73:    fprintf(stdout, "\n%s\n\n", menu[i++]);
74:    fprintf(stdout, " %s [%s] :", menu[i++], g_f1);
75:    if (*fgets(dat, 256, stdin) != '\n') { dat[strlen(dat) - 1] = '\0'; strcpy(g_
       f1, dat); }
76:    fprintf(stdout, " %s [%s] :", menu[i++], g_f2);
77:    if (*fgets(dat, 256, stdin) != '\n') { dat[strlen(dat) - 1] = '\0'; strcpy(g_
       f2, dat); }
78:    fprintf(stdout, " %s [%d] :", menu[i++], g_nx);
79:    if (*fgets(dat, 256, stdin) != '\n')   g_nx = atoi(dat);
80:    fprintf(stdout, " %s [%d] :", menu[i++], g_ny);
81:    if (*fgets(dat, 256, stdin) != '\n')   g_ny = atoi(dat);
82:    fprintf(stdout, " %s [%d] :", menu[i++], g_nz);
83:    if (*fgets(dat, 256, stdin) != '\n')   g_nz = atoi(dat);
84:    fprintf(stdout, " %s [%f] :", menu[i++], g_ar);
85:    if (*fgets(dat, 256, stdin) != '\n')   g_ar = atof(dat);
86:    fprintf(stdout, " %s [%f] :", menu[i++], g_fw);
87:    if (*fgets(dat, 256, stdin) != '\n')   g_fw = atof(dat);
88:    fprintf(stdout, "\n");
89:    }
90:
91:    int main(void)
92:    {
93:    int    i;
94:    char   fi[256];
95:
96:    // プログラムで使用する変数の入力
97:    getparameter();
98:
99:    // データ領域のメモリを動的に確保
100:   g_imr = (double *)malloc((size_t)g_nx*g_ny*g_nz*sizeof(double));
101:   g_imi = (double *)malloc((size_t)g_nx*g_ny*g_nz*sizeof(double));
102:   g_pdf = (double *)malloc((size_t)g_nx*g_ny*g_nz*sizeof(double));
103:   g_vdr = (double *)malloc((size_t)g_nx*g_ny*g_nz*sizeof(double));
104:
105:   // 画像データの入力(実部)
106:   printf(" *** 画像データの入力 ***\n");
107:   read_data_float(g_f1, g_imr, g_nx*g_ny*g_nz);
108:
109:   // データの初期化(虚部,変数密度乱数サンプリング)
110:   for (i = 0; i < g_nx*g_ny*g_nz; i++)
111:   {
112:      g_imi[i] = 0;
113:      g_vdr[i] = 0;
114:   }
115:
116:   // 周波数空間で疎なランダムサンプリング(2次元)
117:   printf(" *** 周波数空間で疎なランダムサンプリング ***\n");
118:   randsample_en2d(g_imr, g_imi, g_pdf, g_vdr, g_nx, g_ny, g_nz, g_ar, g_fw);
119:
```

```
120:    // 画像データの出力
121:    printf(" *** 画像データの出力 ***\n");
122:    sprintf(fi, "%s_1re.img", g_f2);
123:    write_data_float(fi, g_imr, g_nx*g_ny*g_nz);
124:    sprintf(fi, "%s_2im.img", g_f2);
125:    write_data_float(fi, g_imi, g_nx*g_ny*g_nz);
126:    sprintf(fi, "%s_3pdf.img", g_f2);
127:    write_data_float(fi, g_pdf, g_nx*g_ny*g_nz);
128:    sprintf(fi, "%s_4vdr.img", g_f2);
129:    write_data_float(fi, g_vdr, g_nx*g_ny*g_nz);
130:
131:    // データ領域のメモリを開放
132:    free(g_imr);
133:    free(g_imi);
134:    free(g_pdf);
135:    free(g_vdr);
136:
137:    return 0;
138: }
```

```c
1:    /*   021cs3D_LinearRecon2D.c   */
2:
3:    /* --- プログラムの説明 ---
4:       2次元エンコードをランダムに収集したMRIデータからの線形再構成プログラム.
5:
6:    入力：
7:      1. 入力画像データのファイル名（float型）
8:      2. 出力画像データのファイル名（float型）
9:      3. 画像の幅　（x方向）
10:     4. 画像の高さ（y方向）
11:     5. 画像の奥行（z方向）
12:     6. データ収集率
13:     7. PDF（Propability Distribution Function）の半値幅（FWHM）
14:
15:   出力：
16:     1. 再構成後の画像ファイル
17:
18:   必要な関数用ファイル：
19:     1. 101io.c
20:     2. 102statistics.c
21:     3. 103fft.c
22:     4. 105sampling.c
23:
24:   */
25:
26:   #define _CRT_SECURE_NO_WARNINGS
27:   #include <stdio.h>
28:   #include <stdlib.h>
29:   #include <string.h>
30:   #include <math.h>
31:
32:   #define  PI  3.14159265358979
33:
34:   // グローバル変数の宣言と初期値設定
35:   char     g_f1[50] = "n020.img";   // 入力画像データのファイル名
36:   char     g_f2[50] = "n021.img";   // 出力画像データのファイル名
37:   int      g_nx = 256;              // 画像の幅
38:   int      g_ny = 256;              // 画像の高さ
39:   int      g_nz = 256;              // 画像の奥行
40:   double   g_ar = 0.25;             // データ収集率 (data acquisition rate)
41:   double   g_fw = 0.5;              // ガウス型PDFの半値幅
42:   double   *g_im0;                  // 画像データ（原画像）
43:   double   *g_imr;                  // 画像データ（実部）
44:   double   *g_imi;                  // 画像データ（虚部）
45:   double   *g_pdf;                  // 確率分布関数（Probability Distribution Function）
46:   double   *g_vdr;                  // 変数密度乱数サンプリング (Variable-Density Random Sampling)
47:
48:   char *menu[] = { // 入力の際のコメント（入力変数とリンク）
49:   "2次元エンコードをランダムに収集したMRIデータからの線形再構成プログラム ",
50:   " 1. 入力画像データのファイル名    <float> ",
51:   " 2. 出力画像データのファイル名    <float> ",
52:   " 3. 画像の幅 （x方向）",
53:   " 4. 画像の高さ（y方向）",
54:   " 5. 画像の奥行（z方向）",
55:   " 6. データ収集率 ",
56:   " 7. PDFの半値幅    ",
57:   };
58:
59:   // プロトタイプ宣言
60:   void read_data_float(char *, double *, int);
```

```
61:   void    write_data_float(char *, double *, int);
62:   void    randsample_en2d(double *, double *, double *, double *, int, int, int, double, double);
63:   void    linearrecon3d(double *, double *, double *, int, int, int);
64:   double  calc_rmse(double *, double *, int);
65:
66:   void getparameter(void)
67:   {
68:     int    i;
69:     char   dat[256];
70:
71:     // 変数への値の入力
72:     i = 0;
73:     fprintf(stdout, "\n%s\n\n", menu[i++]);
74:     fprintf(stdout, " %s [%s] :", menu[i++], g_f1);
75:     if (*fgets(dat, 256, stdin) != '\n') { dat[strlen(dat) - 1] = '\0'; strcpy(g_f1, dat); }
76:     fprintf(stdout, " %s [%s] :", menu[i++], g_f2);
77:     if (*fgets(dat, 256, stdin) != '\n') { dat[strlen(dat) - 1] = '\0'; strcpy(g_f2, dat); }
78:     fprintf(stdout, " %s [%d] :", menu[i++], g_nx);
79:     if (*fgets(dat, 256, stdin) != '\n')  g_nx = atoi(dat);
80:     fprintf(stdout, " %s [%d] :", menu[i++], g_ny);
81:     if (*fgets(dat, 256, stdin) != '\n')  g_ny = atoi(dat);
82:     fprintf(stdout, " %s [%d] :", menu[i++], g_nz);
83:     if (*fgets(dat, 256, stdin) != '\n')  g_nz = atoi(dat);
84:     fprintf(stdout, " %s [%f] :", menu[i++], g_ar);
85:     if (*fgets(dat, 256, stdin) != '\n')  g_ar = atof(dat);
86:     fprintf(stdout, " %s [%f] :", menu[i++], g_fw);
87:     if (*fgets(dat, 256, stdin) != '\n')  g_fw = atof(dat);
88:     fprintf(stdout, "\n");
89:   }
90:
91:   int main(void)
92:   {
93:     int    i;
94:
95:     // プログラムで使用する変数の入力
96:     getparameter();
97:
98:     // データ領域のメモリを動的に確保
99:     g_im0 = (double *)malloc((size_t)g_nx*g_ny*g_nz*sizeof(double));
100:    g_imr = (double *)malloc((size_t)g_nx*g_ny*g_nz*sizeof(double));
101:    g_imi = (double *)malloc((size_t)g_nx*g_ny*g_nz*sizeof(double));
102:    g_pdf = (double *)malloc((size_t)g_nx*g_ny*g_nz*sizeof(double));
103:    g_vdr = (double *)malloc((size_t)g_nx*g_ny*g_nz*sizeof(double));
104:
105:    // 画像データの入力（実部）
106:    printf(" *** 画像データの入力 ***\n");
107:    read_data_float(g_f1, g_im0, g_nx*g_ny*g_nz);
108:
109:    // データの初期化（実部，虚部，変数密度乱数サンプリング）
110:    for (i = 0; i < g_nx*g_ny*g_nz; i++)
111:    {
112:      g_imr[i] = g_im0[i];
113:      g_imi[i] = 0;
114:      g_vdr[i] = 0;
115:    }
116:
117:    // 周波数空間で疎なランダムサンプリング（2次元）
118:    printf(" *** 周波数空間で疎なランダムサンプリング ***\n");
119:    randsample_en2d(g_imr, g_imi, g_pdf, g_vdr, g_nx, g_ny, g_nz, g_ar, g_fw);
```

```
120:
121:    // 線形再構成の実行
122:    printf(" *** 線形再構成 ***\n");
123:    linearrecon3d(g_imr, g_imi, g_pdf, g_nx, g_ny, g_nz);
124:
125:    // 画像データの出力
126:    printf(" *** 画像データの出力 ***\n");
127:    write_data_float(g_f2, g_imr, g_nx*g_ny*g_nz);
128:
129:    // RMSE の表示
130:    printf(" RMSE = %f\n", calc_rmse(g_im0, g_imr, g_nx*g_ny*g_nz));
131:
132:    // データ領域のメモリを開放
133:    free(g_im0);
134:    free(g_imr);
135:    free(g_imi);
136:    free(g_pdf);
137:    free(g_vdr);
138:
139:    return 0;
140: }
141:
142: // MRI の 3 次元線形再構成
143: void linearrecon3d(double *imr, double *imi, double *pdf, int nx, int ny, int nz)
144: // double   *imr;     // 画像データ（実部）
145: // double   *imi;     // 画像データ（虚部）
146: // double   *pdf;     // 確率分布関数（PDF）
147: // int      nx;       // 画像の幅
148: // int      ny        // 画像の高さ
149: // int      ny        // 画像の奥行
150: {
151:    int     i;
152:
153:    // フーリエ変換用関数のプロトタイプ宣言
154:    void fft3d(int, double*, double*, int, int, int);
155:
156:    // PDF による線形補正
157:    for (i = 0; i < nx*ny*nz; i++)
158:    {
159:       if (pdf[i] != 0.0)
160:       {
161:          imr[i] /= pdf[i];
162:          imi[i] /= pdf[i];
163:       }
164:    }
165:
166:    // 3 次元フーリエ逆変換
167:    fft3d(-1, imr, imi, nx, ny, nz);
168: }
```

```
1:    /*   022cs3D_POCS2D.c   */
2:
3:    /* ---  プログラムの説明 ---
4:       POCS 逐次近似法による 3 次元 CS-MRI のプログラム（2 次元ランダムデータ）．
5:
6:      入力：
7:       1. 入力画像データのファイル名（float 型）
8:       2. 出力データのフォルダ名
9:       3. 画像の幅   （x 方向）
10:      4. 画像の高さ（y 方向）
11:      5. 画像の奥行（z 方向）
12:      6. データ収集率
13:      7. ガウス型の半値幅（FWHM）
14:      8. 閾値の大きさ
15:      9. 繰り返し回数
16:
17:     出力：
18:    「n22」フォルダ内に出力（フォルダがない場合は作成される）
19:      1. 繰り返しの画像ファイル       （n22***.img, float 型）
20:      2. 繰り返しの周波数画像ファイル (n22***_fre.img, float 型，実部)
21:      3. 繰り返しの周波数画像ファイル (n22***_fim.img, float 型，虚部)
22:      4. RMSE のデータファイル        （n22_rmse.txt, text 型）
23:     ※「***」には繰り返しの番号が入る
24:
25:     必要な関数用ファイル：
26:      1. 101io.c
27:      2. 102statistics.c
28:      3. 103fft.c
29:      4. 105sampling.c
30:
31:    */
32:
33:    #define _CRT_SECURE_NO_WARNINGS
34:    #include <stdio.h>
35:    #include <stdlib.h>
36:    #include <string.h>
37:    #include <math.h>
38:    #include <direct.h>
39:
40:    #define   PI   3.14159265358979
41:
42:    // グローバル変数の宣言と初期値設定
43:    char     g_f1[50] = "n020.img";  // 入力画像データのファイル名
44:    char     g_f2[50] = "n022";       // 出力する処理後のファイル名
45:    int      g_nx = 256;              // 画像の幅
46:    int      g_ny = 256;              // 画像の高さ
47:    int      g_nz = 256;              // 画像の奥行
48:    double   g_ar = 0.25;             // データ収集率 (data acquisition rate)
49:    double   g_fw = 0.5;              // ガウス型 PDF の半値幅
50:    double   g_rd = 0.01;             // 閾値の大きさ
51:    int      g_itn = 20;              // 繰り返し回数
52:    double   *g_im0;                  // 画像データ（原画像）
53:    double   *g_imr;                  // 画像データ（実部）
54:    double   *g_imi;                  // 画像データ（虚部）
55:    double   *g_pdf;                  // 確率分布関数 (Probability Distribution Function)
56:    double   *g_vdr;                  // 変数密度乱数サンプリング (Variable-Density Random Sampling)
57:
58:    // 入力の際のコメント（入力変数とリンク）
59:    char *menu[] = {
60:    "POCS 逐次近似法による 3 次元 CS-MRI のプログラム（2 次元ランダムデータ）",
```

```
 61:        "  1. 入力画像データのファイル名      <float> ",
 62:        "  2. 出力データのフォルダ名              ",
 63:        "  3. 画像の幅 (x 方向)",
 64:        "  4. 画像の高さ (y 方向)",
 65:        "  5. 画像の奥行 (z 方向)",
 66:        "  6. データ収集率 ",
 67:        "  7. PDF の半値幅         ",
 68:        "  8. 閾値の大きさ ",
 69:        "  9. 繰り返し回数 ",
 70:    };
 71:
 72:    // 関数のプロトタイプ宣言
 73:    void read_data_float(char *, double *, int);
 74:    void write_data_float(char *, double *, int);
 75:    void write_data_txt(char *, double *, int);
 76:    void randsample_en2d(double *, double *, double *, double *, int, int, int,
        double, double);
 77:    void pocs3d(double *, double *, double *, int, int, int, double, int);
 78:
 79:    void getparameter(void)
 80:    {
 81:    int    i;
 82:    char   dat[256];
 83:
 84:    // 変数への値の入力
 85:    i = 0;
 86:    fprintf(stdout, "\n%s\n\n", menu[i++]);
 87:    fprintf(stdout, " %s [%s] :", menu[i++], g_f1);
 88:    if (*fgets(dat, 256, stdin) != '\n') { dat[strlen(dat) - 1] = '\0'; strcpy(g_
        f1, dat); }
 89:    fprintf(stdout, " %s [%s] :", menu[i++], g_f2);
 90:    if (*fgets(dat, 256, stdin) != '\n') { dat[strlen(dat) - 1] = '\0'; strcpy(g_
        f2, dat); }
 91:    fprintf(stdout, " %s [%d] :", menu[i++], g_nx);
 92:    if (*fgets(dat, 256, stdin) != '\n')  g_nx = atoi(dat);
 93:    fprintf(stdout, " %s [%d] :", menu[i++], g_ny);
 94:    if (*fgets(dat, 256, stdin) != '\n')  g_ny = atoi(dat);
 95:    fprintf(stdout, " %s [%d] :", menu[i++], g_nz);
 96:    if (*fgets(dat, 256, stdin) != '\n')  g_nz = atoi(dat);
 97:    fprintf(stdout, " %s [%f] :", menu[i++], g_ar);
 98:    if (*fgets(dat, 256, stdin) != '\n')  g_ar = atof(dat);
 99:    fprintf(stdout, " %s [%f] :", menu[i++], g_fw);
100:    if (*fgets(dat, 256, stdin) != '\n')  g_fw = atof(dat);
101:    fprintf(stdout, " %s [%f] :", menu[i++], g_rd);
102:    if (*fgets(dat, 256, stdin) != '\n')  g_rd = atof(dat);
103:    fprintf(stdout, " %s [%d] :", menu[i++], g_itn);
104:    if (*fgets(dat, 256, stdin) != '\n')  g_itn = atoi(dat);
105:    fprintf(stdout, "\n");
106:    }
107:
108:    int main(void)
109:    {
110:    int    i;
111:
112:    // プログラムで使用する変数の入力
113:    getparameter();
114:
115:    // データ領域のメモリを動的に確保
116:    g_im0 = (double *)malloc((size_t)g_nx*g_ny*g_nz*sizeof(double));
117:    g_imr = (double *)malloc((size_t)g_nx*g_ny*g_nz*sizeof(double));
118:    g_imi = (double *)malloc((size_t)g_nx*g_ny*g_nz*sizeof(double));
119:    g_pdf = (double *)malloc((size_t)g_nx*g_ny*g_nz*sizeof(double));
```

```
120:    g_vdr = (double *)malloc((size_t)g_nx*g_ny*g_nz*sizeof(double));
121:
122:    // 画像データの入力 (実部)
123:    printf(" *** 画像データの入力 ***\n");
124:    read_data_float(g_f1, g_im0, g_nx*g_ny*g_nz);
125:
126:    // データの初期化 (実部, 虚部, 変数密度乱数サンプリング)
127:    for (i = 0; i < g_nx*g_ny*g_nz; i++)
128:    {
129:        g_imr[i] = g_im0[i];
130:        g_imi[i] = 0;
131:        g_vdr[i] = 0;
132:    }
133:
134:    // 周波数空間で疎なランダムサンプリング (2次元)
135:    printf(" *** 周波数空間で疎なランダムサンプリング ***\n");
136:    randsample_en2d(g_imr, g_imi, g_pdf, g_vdr, g_nx, g_ny, g_nz, g_ar, g_fw);
137:
138:    // POCS 逐次近似法の実行
139:    printf(" *** POCS 逐次近似法 ***\n");
140:    pocs3d(g_imr, g_imi, g_im0, g_nx, g_ny, g_nz, g_rd, g_itn);
141:
142:    // データ領域のメモリを開放
143:    free(g_im0);
144:    free(g_imr);
145:    free(g_imi);
146:    free(g_pdf);
147:    free(g_vdr);
148:
149:    return 0;
150: }
151:
152: // POCS 逐次近似法
153: void pocs3d(double *imr, double *imi, double *im0, int nx, int ny, int nz,
             double rd, int itn)
154: // double    *imr;    // 画像データ (実部)
155: // double    *imi;    // 画像データ (虚部)
156: // double    *im0;    // 画像データ (原画像)
157: // int       nx;      // 画像の幅
158: // int       ny;      // 画像の高さ
159: // int       nz;      // 画像の奥行
160: // double    rd;      // 閾値
161: // int       itn;     // 繰り返し回数
162: {
163:    int       i, j;
164:    char      fi[256];
165:    double    thr, max;
166:    double    *fr1, *fi1;
167:    double    *rmse;
168:
169:    // フーリエ変換用関数のプロトタイプ宣言
170:    void fft3d(int, double*, double*, int, int, int);
171:
172:    // ソフト閾値処理と RMSE のプロトタイプ宣言
173:    void softthresh(double *, int, double);
174:    double calc_rmse(double *, double *, int);
175:
176:    // データ領域の確保
177:    fr1 = (double *)malloc((size_t)nx*ny*nz*sizeof(double));
178:    fi1 = (double *)malloc((size_t)nx*ny*nz*sizeof(double));
179:    rmse = (double *)malloc((size_t)itn*sizeof(double));
180:
```

```
181:    // 繰り返しデータの初期化
182:    for (i = 0; i < nx*ny*nz; i++)
183:    {
184:       fr1[i] = imr[i];
185:       fi1[i] = imi[i];
186:    }
187:
188:    // 出力フォルダの作成
189:    _mkdir(g_f2);
190:
191:    // 繰り返し処理
192:    for (i = 0; i < itn; i++)
193:    {
194:       fprintf(stderr, "\r --- 実行中 [%03d/%03d] ---", i, itn);
195:
196:       // 元データの出力（周波数空間）
197:       if (i < 10 || i % 10 == 0)
198:       {
199:          sprintf(fi, "%s\\%s%03d_fre.img", g_f2, g_f2, i);
200:          write_data_float(fi, fr1, nx*ny*nz);
201:          sprintf(fi, "%s\\%s%03d_fim.img", g_f2, g_f2, i);
202:          write_data_float(fi, fi1, nx*ny*nz);
203:       }
204:
205:       // 3次元フーリエ逆変換
206:       fft3d(-1, tr1, fi1, nx, ny, nz);
207:
208:       // 途中データの出力（実空間：実部のみ）
209:       if (i < 10 || i % 10 == 0)
210:       {
211:          sprintf(fi, "%s\\%s%03d.img", g_f2, g_f2, i);
212:          write_data_float(fi, fr1, nx*ny*nz);
213:       }
214:
215:       // 閾値の算出
216:       max = fr1[0];
217:       for (j = 1; j < nx*ny*nz; j++)
218:          if (max < fr1[j]) max = fr1[j];
219:       thr = max * rd;
220:
221:       // ソフト閾値処理
222:       softthresh(fr1, nx*ny*nz, thr);
223:       softthresh(fi1, nx*ny*nz, thr);
224:
225:       // RMSEの計算
226:       rmse[i] = calc_rmse(im0, fr1, nx*ny*nz);
227:       fprintf(stderr, "  (RMSE = %f)", rmse[i]);
228:
229:       // 3次元フーリエ変換
230:       fft3d(1, fr1, fi1, nx, ny, nz);
231:
232:       // データの更新（元のデータがあるところはそのデータに置き換える）
233:       for (j = 0; j < nx*ny*nz; j++)
234:       {
235:          if (imr[j] != 0.0)
236:          {
237:             fr1[j] = imr[j];
238:             fi1[j] = imi[j];
239:          }
240:       }
241:
242:    }
```

```
243:    fprintf(stderr, "\r --- 終 了 [%03d/%03d] ---\n", i, itn);
244:
245:    // 元データの出力（周波数空間）
246:    sprintf(fi, "%s\\%s%03d_fre.img", g_f2, g_f2, i);
247:    write_data_float(fi, fr1, nx*ny*nz);
248:    sprintf(fi, "%s\\%s%03d_fim.img", g_f2, g_f2, i);
249:    write_data_float(fi, fi1, nx*ny*nz);
250:
251:    // 3次元フーリエ逆変換
252:    fft3d(-1, fr1, fi1, nx, ny, nz);
253:
254:    // 最終データの出力（実空間：実部のみ）
255:    sprintf(fi, "%s\\%s%03d.img", g_f2, g_f2, i);
256:    write_data_float(fi, fr1, nx*ny*nz);
257:
258:    // RMSEの出力
259:    sprintf(fi, "%s\\%s_rmse.txt", g_f2, g_f2);
260:    write_data_txt(fi, rmse, itn);
261:
262:    // データ領域の開放
263:    free(fr1);
264:    free(fi1);
265:    free(rmse);
266:  }
267:
268:  // ソフト閾値処理
269:  void softthresh(double *dat, int nx, double rd)
270:  // double   *dat;    // データ配列
271:  // int      nx;      // データ数
272:  // double   rd;      // 閾値
273:  {
274:    int    i;
275:    double u;
276:
277:    // ソフト閾値処理
278:    for (i = 0; i < nx; i++)
279:    {
280:      u = dat[i];
281:
282:      if (fabs(u) < rd)   // |u|<rd  : S(u,rd)=0
283:      {
284:        dat[i] = 0;
285:      }
286:      else                // |u|>=rd : S(u,rd)=(|u|-rd)/|u|*u
287:      {
288:        dat[i] = (fabs(u) - rd) / fabs(u)*u;
289:      }
290:
291:    }
292:  }
```

```c
1:   /*   024psf2D_Random2D.c   */
2:
3:   /* --- プログラムの説明 ---
4:      2次元k空間ランダムサンプリングのPSFを計算するプログラム．
5:
6:      入力：
7:        1. 出力データの主ファイル名 （float型）
8:        2. 画像の幅 （x方向）
9:        3. 画像の高さ（y方向）
10:       4. PSFのx座標
11:       5. PSFのy座標
12:       6. データ収集率
13:       7. PDF（Propability Distribution Function）の半値幅（FWHM）
14:
15:     出力：
16:       1. PSFの画像ファイル              （n024_1psf.img）
17:       2. k空間の実部画像ファイル         （n024_2re.img）
18:       3. k空間の虚部画像ファイル         （n024_3im.img）
19:       4. データの確率分布関数（PDF）      （n024_4pdf.img）
20:       5. データの変数密度乱数サンプリング （n024_5vdr.img）
21:       6. 疎サンプリングのPSF画像ファイル  （n024_6psf.img）
22:
23:    必要な関数用ファイル：
24:      1. 101io.c
25:      2. 102statistics.c
26:      3. 103fft.c
27:      4. 105sampling.c
28:
29:   */
30:
31:  #define _CRT_SECURE_NO_WARNINGS
32:  #include <stdio.h>
33:  #include <stdlib.h>
34:  #include <string.h>
35:  #include <math.h>
36:
37:  #define  PI   3.14159265358979
38:
39:  // グローバル変数の宣言と初期値設定
40:  char     g_f1[50] = "n024";       // 出力する処理後の主ファイル名
41:  int      g_nx = 256;              // 画像の幅
42:  int      g_ny = 256;              // 画像の高さ
43:  int      g_px = 128;              // PSFのx座標
44:  int      g_py = 128;              // PSFのy座標
45:  double   g_ar = 0.25;             // データ収集率 (data acquisition rate)
46:  double   g_fw = 0.5;              // ガウス型PDFの半値幅
47:  double   *g_imr;                  // 画像データ（実部）
48:  double   *g_imi;                  // 画像データ（虚部）
49:  double   *g_pdf;                  // 確率分布関数（Probability Distribution Function）
50:  double   *g_vdr;                  // 変数密度乱数サンプリング (Variable-Density Random Sampling)
51:
52:  char *menu[] = {  // 入力の際のコメント（入力変数とリンク）
53:  "2次元k空間ランダムサンプリングのPSFを計算するプログラム ",
54:  " 1. 出力データの主ファイル名       <float> ",
55:  " 2. 画像の幅 （x方向）",
56:  " 3. 画像の高さ（y方向）",
57:  " 4. PSFのx座標            ",
58:  " 5. PSFのy座標            ",
59:  " 6. データ収集率 ",
60:  " 7. PDFの半値幅    ",
```

```
61:    };
62:
63:    // 関数のプロトタイプ宣言
64:    void write_data_float(char *, double *, int);
65:    void randsample_2d(double *, double *, double *, double *, int, int, double, double);
66:    void fft2d(int, double *, double *, int, int);
67:    double spr_max(double *, int);
68:    double spr_ave(double *, int, int);
69:    double spr_sgm(double *, int, int);
70:    double fwhm_2dx(double *, int, int);
71:    double fwhm_2dy(double *, int, int);
72:
73:    void getparameter(void)
74:    {
75:    int    i;
76:    char   dat[256];
77:
78:    // 変数への値の入力
79:    i = 0;
80:    fprintf(stdout, "\n%s\n\n", menu[i++]);
81:    fprintf(stdout, " %s [%s] :", menu[i++], g_f1);
82:    if (*fgets(dat, 256, stdin) != '\n') { dat[strlen(dat) - 1] = '\0'; strcpy(g_f1, dat); }
83:    fprintf(stdout, " %s [%d] :", menu[i++], g_nx);
84:    if (*fgets(dat, 256, stdin) != '\n')  g_nx = atoi(dat);
85:    fprintf(stdout, " %s [%d] :", menu[i++], g_ny);
86:    if (*fgets(dat, 256, stdin) != '\n')  g_ny = atoi(dat);
87:    fprintf(stdout, " %s [%d] :", menu[i++], g_px);
88:    if (*fgets(dat, 256, stdin) != '\n')  g_px = atoi(dat);
89:    fprintf(stdout, " %s [%d] :", menu[i++], g_py);
90:    if (*fgets(dat, 256, stdin) != '\n')  g_py = atoi(dat);
91:    fprintf(stdout, " %s [%f] :", menu[i++], g_ar);
92:    if (*fgets(dat, 256, stdin) != '\n')  g_ar = atof(dat);
93:    fprintf(stdout, " %s [%f] :", menu[i++], g_fw);
94:    if (*fgets(dat, 256, stdin) != '\n')  g_fw = atof(dat);
95:    fprintf(stdout, "\n");
96:    }
97:
98:    int main(void)
99:    {
100:   int    i;
101:   char   fi[256];
102:
103:   // プログラムで使用する変数の入力
104:   getparameter();
105:
106:   // データ領域のメモリを動的に確保
107:   g_imr = (double *)malloc((size_t)g_nx*g_ny*sizeof(double));
108:   g_imi = (double *)malloc((size_t)g_nx*g_ny*sizeof(double));
109:   g_pdf = (double *)malloc((size_t)g_nx*g_ny*sizeof(double));
110:   g_vdr = (double *)malloc((size_t)g_nx*g_ny*sizeof(double));
111:
112:   // データの初期化（実部，虚部，変数密度乱数サンプリング）
113:   for (i = 0; i < g_nx*g_ny; i++)
114:   {
115:     g_imr[i] = 0;
116:     g_imi[i] = 0;
117:     g_vdr[i] = 0;
118:   }
119:
120:   // PSFデータの作成（実部）
```

```
121:    g_imr[g_py*g_nx + g_px] = 1;
122:    sprintf(fi, "%s_1psf.img", g_f1);
123:    write_data_float(fi, g_imr, g_nx*g_ny);
124:
125:    // 周波数空間で疎なランダムサンプリング（2次元）
126:    printf(" *** 周波数空間で疎なランダムサンプリング ***\n");
127:    randsample_2d(g_imr, g_imi, g_pdf, g_vdr, g_nx, g_ny, g_ar, g_fw);
128:
129:    // 画像データの出力
130:    printf(" *** 画像データの出力 ***\n");
131:    sprintf(fi, "%s_2re.img", g_f1);
132:    write_data_float(fi, g_imr, g_nx*g_ny);
133:    sprintf(fi, "%s_3im.img", g_f1);
134:    write_data_float(fi, g_imi, g_nx*g_ny);
135:    sprintf(fi, "%s_4pdf.img", g_f1);
136:    write_data_float(fi, g_pdf, g_nx*g_ny);
137:    sprintf(fi, "%s_5vdr.img", g_f1);
138:    write_data_float(fi, g_vdr, g_nx*g_ny);
139:
140:    // 2次元フーリエ逆変換（実空間へ）
141:    fft2d(-1, g_imr, g_imi, g_nx, g_ny);
142:    sprintf(fi, "%s_6psf.img", g_f1);
143:    write_data_float(fi, g_imr, g_nx*g_ny);
144:
145:    // SPR(max) の表示
146:    printf("\n");
147:    printf(" SPR(max) = %f\n", spr_max(g_imr, g_nx*g_ny));
148:
149:    // 平均 SPR(i ≠ j) の表示
150:    printf(" 平均 SPR  = %f\n", spr_ave(g_imr, g_nx*g_ny, g_py*g_nx + g_px));
151:
152:    // σSPR(i ≠ j) の表示
153:    printf(" σSPR      = %f\n", spr_sgm(g_imr, g_nx*g_ny, g_py*g_nx + g_px));
154:
155:    // 半値幅の表示
156:    printf("\n");
157:    printf(" 半値幅 (x 方向)：%f\n", fwhm_2dx(g_imr, g_nx, g_ny));
158:    printf(" 半値幅 (y 方向)：%f\n", fwhm_2dy(g_imr, g_nx, g_ny));
159:    printf("\n");
160:
161:    // データ領域のメモリを開放
162:    free(g_imr);
163:    free(g_imi);
164:    free(g_pdf);
165:    free(g_vdr);
166:
167:    return 0;
168: }
```

```c
 1:    /*   025psf2D_Random2D_Wavelet.c   */
 2:
 3:    /* --- プログラムの説明 ---
 4:       2次元k空間ランダムサンプリングのウェーブレット変換PSFを計算するプログラム．
 5:
 6:    入力：
 7:      1. 出力データの主ファイル名 （float 型）
 8:      2. 画像の幅 （x 方向）
 9:      3. 画像の高さ（y 方向）
10:      4. PSF の x 座標
11:      5. PSF の y 座標
12:      6. データ収集率
13:      7. PDF （Probability Distribution Function）の半値幅（FWHM）
14:      8. ウェーブレットインデックス
15:      9. 多重解像度解析の深さ
16:
17:    出力：
18:      1. PSF の画像ファイル              （n025_1psf.img）
19:      2. Wavelet 逆変換画像ファイル       （n025_2iwt.img）
20:      3. k 空間の実部画像ファイル          （n025_3re.img）
21:      4. k 空間の虚部画像ファイル          （n025_4im.img）
22:      5. データの確率分布関数（PDF）       （n025_5pdf.img）
23:      6. データの変数密度乱数サンプリング     （n025_6vdr.img）
24:      7. フーリエ逆変換画像ファイル         （n025_7ift.img）
25:      8. Wavelet 変換した PSF 画像ファイル  （n025_8psf.img）
26:
27:    必要な関数用ファイル：
28:      1. 101io.c
29:      2. 102statistics.c
30:      3. 103fft.c
31:      4. 104wavelet.c
32:      5. 105sampling.c
33:
34:    */
35:
36:    #define _CRT_SECURE_NO_WARNINGS
37:    #include <stdio.h>
38:    #include <stdlib.h>
39:    #include <string.h>
40:    #include <math.h>
41:
42:    #define   PI   3.14159265358979
43:
44:    // グローバル変数の宣言と初期値設定
45:    char      g_fl[50] = "n025";        // 出力する処理後の主ファイル名
46:    int       g_nx = 256;               // 画像の幅
47:    int       g_ny = 256;               // 画像の高さ
48:    int       g_px = 32;                // PSF の x 座標
49:    int       g_py = 96;                // PSF の y 座標
50:    double    g_ar = 0.25;              // データ収集率 (data acquisition rate)
51:    double    g_fw = 0.5;               // ガウス型 PDF の半値幅
52:    int       g_wi = 4;                 // Wavelet index (2 ～ 20 の偶数 )
53:    int       g_dp = -2;                // 多重解像度解析の深さ（-1 から負の数で与える）
54:    double    *g_imr;                   // 画像データ（実部）
55:    double    *g_imi;                   // 画像データ（虚部）
56:    double    *g_pdf;                   // 確率分布関数（Probability Distribution
       Function)
57:    double    *g_vdr;                   // 変数密度乱数サンプリング (Variable-Density
       Random Sampling)
58:
59:    char *menu[] = { // 入力の際のコメント（入力変数とリンク）
60:    "2次元k空間ランダムサンプリングのウェーブレット変換PSFを計算するプログラム ",
```

```
61:      " 1. 出力データの主ファイル名      <float> ",
62:      " 2. 画像の幅（x方向）",
63:      " 3. 画像の高さ（y方向）",
64:      " 4. PSFのx座標                  ",
65:      " 5. PSFのy座標                  ",
66:      " 6. データ収集率 ",
67:      " 7. PDFの半値幅    ",
68:      " 8. Wavelet Index      (2-20，偶数) ",
69:      " 9. 多重解像度解析の深さ       (負数) ",
70:     };
71:
72:     // 関数のプロトタイプ宣言
73:     void write_data_float(char *, double *, int);
74:     void randsample_2d(double *, double *, double *, double *, int, int, double,
         double);
75:     void fft2d(int, double *, double *, int, int);
76:     void wavelet_2d(double *, int, int, int, int);
77:     void wavelet_2d_inv(double *, int, int, int, int);
78:     double spr_max(double *, int);
79:     double spr_ave(double *, int, int);
80:     double spr_sgm(double *, int, int);
81:     double fwhm_2dx(double *, int, int);
82:     double fwhm_2dy(double *, int, int);
83:
84:     void getparameter(void)
85:     {
86:       int   i;
87:       char  dat[256];
88:
89:       // 変数への値の入力
90:       i = 0;
91:       fprintf(stdout, "\n%s\n\n", menu[i++]);
92:       fprintf(stdout, " %s [%s] :", menu[i++], g_f1);
93:       if (*fgets(dat, 256, stdin) != '\n') { dat[strlen(dat) - 1] = '\0'; strcpy(g_
         f1, dat); }
94:       fprintf(stdout, " %s [%d] :", menu[i++], g_nx);
95:       if (*fgets(dat, 256, stdin) != '\n')  g_nx = atoi(dat);
96:       fprintf(stdout, " %s [%d] :", menu[i++], g_ny);
97:       if (*fgets(dat, 256, stdin) != '\n')  g_ny = atoi(dat);
98:       fprintf(stdout, " %s [%d] :", menu[i++], g_px);
99:       if (*fgets(dat, 256, stdin) != '\n')  g_px = atoi(dat);
100:      fprintf(stdout, " %s [%d] :", menu[i++], g_py);
101:      if (*fgets(dat, 256, stdin) != '\n')  g_py = atoi(dat);
102:      fprintf(stdout, " %s [%f] :", menu[i++], g_ar);
103:      if (*fgets(dat, 256, stdin) != '\n')  g_ar = atof(dat);
104:      fprintf(stdout, " %s [%f] :", menu[i++], g_fw);
105:      if (*fgets(dat, 256, stdin) != '\n')  g_fw = atof(dat);
106:      fprintf(stdout, " %s [%d] :", menu[i++], g_wi);
107:      if (*fgets(dat, 256, stdin) != '\n')  g_wi = atoi(dat);
108:      fprintf(stdout, " %s [%d] :", menu[i++], g_dp);
109:      if (*fgets(dat, 256, stdin) != '\n')  g_dp = atoi(dat);
110:      fprintf(stdout, "\n");
111:    }
112:
113:    int main(void)
114:    {
115:      int    i;
116:      char   fi[256];
117:
118:      // プログラムで使用する変数の入力
119:      getparameter();
120:
```

```
121:    // データ領域のメモリを動的に確保
122:    g_imr = (double *)malloc((size_t)g_nx*g_ny*sizeof(double));
123:    g_imi = (double *)malloc((size_t)g_nx*g_ny*sizeof(double));
124:    g_pdf = (double *)malloc((size_t)g_nx*g_ny*sizeof(double));
125:    g_vdr = (double *)malloc((size_t)g_nx*g_ny*sizeof(double));
126:
127:    // データの初期化(実部,虚部,変数密度乱数サンプリング)
128:    for (i = 0; i < g_nx*g_ny; i++)
129:    {
130:        g_imr[i] = 0;
131:        g_imi[i] = 0;
132:        g_vdr[i] = 0;
133:    }
134:
135:    // PSFデータの作成(実部)
136:    g_imr[g_py*g_nx + g_px] = 1;
137:    sprintf(fi, "%s_1psf.img", g_f1);
138:    write_data_float(fi, g_imr, g_nx*g_ny);
139:
140:    // 2次元ウェーブレット逆変換(実部)
141:    printf(" *** 2次元ウェーブレット逆変換 ***\n");
142:    wavelet_2d_inv(g_imr, g_nx, g_ny, g_wi, g_dp);
143:    sprintf(fi, "%s_2iwt.img", g_f1);
144:    write_data_float(fi, g_imr, g_nx*g_ny);
145:
146:    // 周波数空間で疎なランダムサンプリング(2次元)
147:    printf(" *** 周波数空間で疎なランダムサンプリング ***\n");
148:    randsample_2d(g_imr, g_imi, g_pdf, g_vdr, g_nx, g_ny, g_ar, g_fw);
149:
150:    // 画像データの出力
151:    printf(" *** 画像データの出力 ***\n");
152:    sprintf(fi, "%s_3re.img", g_f1);
153:    write_data_float(fi, g_imr, g_nx*g_ny);
154:    sprintf(fi, "%s_4im.img", g_f1);
155:    write_data_float(fi, g_imi, g_nx*g_ny);
156:    sprintf(fi, "%s_5pdf.img", g_f1);
157:    write_data_float(fi, g_pdf, g_nx*g_ny);
158:    sprintf(fi, "%s_6vdr.img", g_f1);
159:    write_data_float(fi, g_vdr, g_nx*g_ny);
160:
161:    // 2次元フーリエ逆変換(実空間へ)
162:    fft2d(-1, g_imr, g_imi, g_nx, g_ny);
163:    sprintf(fi, "%s_7ift.img", g_f1);
164:    write_data_float(fi, g_imr, g_nx*g_ny);
165:
166:    // 2次元ウェーブレット変換(実部)
167:    printf(" *** 2次元ウェーブレット変換 ***\n");
168:    wavelet_2d(g_imr, g_nx, g_ny, g_wi, g_dp);
169:    sprintf(fi, "%s_8psf.img", g_f1);
170:    write_data_float(fi, g_imr, g_nx*g_ny);
171:
172:    // SPR(max) の表示
173:    printf("\n");
174:    printf(" SPR(max) = %f\n", spr_max(g_imr, g_nx*g_ny));
175:
176:    // 平均 SPR(i ≠ j) の表示
177:    printf(" 平均 SPR  = %f\n", spr_ave(g_imr, g_nx*g_ny, g_py*g_nx + g_px));
178:
179:    // σSPR(i ≠ j) の表示
180:    printf(" σSPR     = %f\n", spr_sgm(g_imr, g_nx*g_ny, g_py*g_nx + g_px));
181:
182:    // 半値幅の表示
```

```
183:    printf("\n");
184:    printf(" 半値幅 (x方向)：%f\n", fwhm_2dx(g_imr, g_nx, g_ny));
185:    printf(" 半値幅 (y方向)：%f\n", fwhm_2dy(g_imr, g_nx, g_ny));
186:    printf("\n");
187:
188:    // データ領域のメモリを開放
189:    free(g_imr);
190:    free(g_imi);
191:    free(g_pdf);
192:    free(g_vdr);
193:
194:    return 0;
195: }
```

```
 1:    /*   026cs1D_intuitive.c   */
 2:
 3:    /* --- プログラムの説明 ---
 4:       ランダムサンプリングデータから直感的に信号を復元するプログラム．
 5:
 6:    入力：
 7:      1. 入力する１次元データのファイル名
 8:      2. 出力する処理後のファイル名
 9:      3. １次元データの総データ数（２のべき乗）
10:      4. データ収集率
11:      5. 閾値の大きさ
12:      6. 繰り返し回数
13:
14:    出力：
15:      1. テキストデータのファイル
16:
17:    必要な関数用ファイル：
18:      1. 101io.c
19:      2. 102statistics.c
20:
21:    */
22:
23:    #define _CRT_SECURE_NO_WARNINGS
24:    #include <stdio.h>
25:    #include <stdlib.h>
26:    #include <string.h>
27:    #include <math.h>
28:
29:    #define  PI   3.14159265358979
30:
31:    // グローバル変数の宣言と初期値設定
32:    char      g_f1[50] = "n001.txt";      // 入力する１次元データのファイル名
33:    char      g_f2[50] = "n026.txt";      // 出力する処理後のファイル名
34:    int       g_nx = 128;                 // １次元データの総データ数
35:    double    g_ar = 0.5;                 // データ収集率 (data acquisition rate)
36:    double    g_rd = 0.6;                 // 閾値の大きさ
37:    int       g_itn = 3;                  // 繰り返し回数
38:    int       g_col = 0;                  // 出力データ列数
39:    double    *g_datr;                    // データ配列（実部）
40:    double    *g_dati;                    // データ配列（虚部）
41:    double    *g_psfr;                    // PSF（実部）
42:    double    *g_psfi;                    // PSF（虚部）
43:    double    *g_xout;                    // データの出力用
44:
45:    // 入力の際のコメント（入力変数とリンク）
46:    char *menu[] = {
47:    " ランダムサンプリングデータから直感的に信号を復元するプログラム ",
48:    " 1. 入力する１次元データのファイル名   <txt> ",
49:    " 2. 出力する処理後のファイル名         <txt> ",
50:    " 3. １次元データの総データ数    ",
51:    " 4. データ収集率                       ",
52:    " 5. 閾値の大きさ                       ",
53:    " 6. 繰り返し回数                       ",
54:    };
55:
56:    // 関数のプロトタイプ宣言
57:    void read_data_txt(char *, double *, int);
58:    void write_data_txt3(char *, double *, int, int);
59:    void fouriersamplerand3(double *, double *, double *, double *, int, double);
60:    void intuitive(double *, double *, int, double, int);
61:
62:    void getparameter(void)
```

```
63:  {
64:  int    i;
65:  char   dat[256];
66:
67:     // 変数への値の入力
68:     i = 0;
69:     fprintf(stdout, "\n%s\n\n", menu[i++]);
70:     fprintf(stdout, " %s [%s] :", menu[i++], g_f1);
71:     if (*fgets(dat, 256, stdin) != '\n') { dat[strlen(dat) - 1] = '\0'; strcpy(g_
     f1, dat); }
72:     fprintf(stdout, " %s [%s] :", menu[i++], g_f2);
73:     if (*fgets(dat, 256, stdin) != '\n') { dat[strlen(dat) - 1] = '\0'; strcpy(g_
     f2, dat); }
74:     fprintf(stdout, " %s [%d] :", menu[i++], g_nx);
75:     if (*fgets(dat, 256, stdin) != '\n')  g_nx = atoi(dat);
76:     fprintf(stdout, " %s [%f] :", menu[i++], g_ar);
77:     if (*fgets(dat, 256, stdin) != '\n')  g_ar = atof(dat);
78:     fprintf(stdout, " %s [%f] :", menu[i++], g_rd);
79:     if (*fgets(dat, 256, stdin) != '\n')  g_rd = atof(dat);
80:     fprintf(stdout, " %s [%d] :", menu[i++], g_itn);
81:     if (*fgets(dat, 256, stdin) != '\n')  g_itn = atoi(dat);
82:     fprintf(stdout, "\n");
83:  }
84:
85:  int main(void)
86:  {
87:  int    i;
88:
89:     // プログラムで使用する変数の入力
90:     getparameter();
91:
92:     // データ領域のメモリを動的に確保
93:     g_datr = (double *)malloc((unsigned long)g_nx*sizeof(double));
94:     g_dati = (double *)malloc((unsigned long)g_nx*sizeof(double));
95:     g_psfr = (double *)malloc((unsigned long)g_nx*sizeof(double));
96:     g_psfi = (double *)malloc((unsigned long)g_nx*sizeof(double));
97:     g_xout = (double *)malloc((unsigned long)g_nx*(7 + g_itn * 3)*sizeof(double));
98:
99:     // データの入力（実部）
100: printf(" *** データの入力 ***\n");
101: read_data_txt(g_f1, g_datr, g_nx);
102:
103:    // --- 出力1列目（入力データ）---
104:    for (i = 0; i < g_nx; i++)
105:       g_xout[i] = g_datr[i];
106: g_col++;
107:    // -----------------------------
108:
109:    // データの初期化（虚部とPSF）
110:    for (i = 0; i < g_nx; i++)
111:    {
112:       g_dati[i] = 0;
113:       g_psfr[i] = 0;
114:       g_psfi[i] = 0;
115:    }
116: g_psfr[g_nx / 2] = 1;
117:
118:    // 周波数空間で疎なサンプリング（ランダム）
119:    printf(" *** 周波数空間で疎なサンプリング（ランダム）***\n");
120:    fouriersamplerand3(g_datr, g_dati, g_psfr, g_psfi, g_nx, g_ar);
121:
122:    // 直感的信号復元の実行
```

```
123:    printf(" *** 直感的信号復元 ***\n");
124:    intuitive(g_datr, g_psfr, g_nx, g_rd, g_itn);
125:
126:    // データの書き込み
127:    printf(" *** データの出力 ***\n");
128:    write_data_txt3(g_f2, g_xout, g_nx, g_itn);
129:
130:    // データ領域のメモリを開放
131:    free(g_datr);
132:    free(g_dati);
133:    free(g_psfr);
134:    free(g_psfi);
135:    free(g_xout);
136:
137:    return 0;
138: }
139:
140: // 周波数空間で疎なサンプリング処理（ランダム，PSF付き）
141: void fouriersamplerand3(double *datr, double *dati, double *psfr, double *psfi, int nx, double ar)
142: // double   *datr;    // データ配列（実部）
143: // double   *dati;    // データ配列（虚部）
144: // double   *psfr;    // PSF配列（実部）
145: // double   *psfi;    // PSF配列（虚部）
146: // int      nx;       // データ数
147: // double   ar;       // データの収集率
148: {
149:    int      i;
150:    int      idum = 999;   // 乱数の初期化（負の数にするとパターンが変わる）
151:    double   *xr1, *xi1, *xr2, *xi2;
152:
153:    // 乱数用の関数のプロトタイプ宣言
154:    double gasdev(int *);   // ガウス乱数
155:
156:    // フーリエ変換用関数のプロトタイプ宣言
157:    void fft1d(int, double *, double *, int);
158:
159:    // データ領域の確保
160:    xr1 = (double *)malloc((unsigned long)nx*sizeof(double));
161:    xi1 = (double *)malloc((unsigned long)nx*sizeof(double));
162:    xr2 = (double *)malloc((unsigned long)nx*sizeof(double));
163:    xi2 = (double *)malloc((unsigned long)nx*sizeof(double));
164:
165:    // 1次元フーリエ変換
166:    fft1d(1, datr, dati, nx);
167:    fft1d(1, psfr, psfi, nx);
168:
169:    // --- 出力2, 3列目（k空間データ）-------
170:    for (i = 0; i < g_nx; i++)
171:        g_xout[g_col*g_nx + i] = datr[i];
172:    g_col++;
173:    for (i = 0; i < g_nx; i++)
174:        g_xout[g_col*g_nx + i] = dati[i];
175:    g_col++;
176: // ---------------------------------------
177:
178:    // 疎なサンプリング処理（ランダム）
179:    for (i = 0; i < nx; i++)
180:    {
181:        xr1[i] = datr[i];
182:        datr[i] = 0;
183:        xi1[i] = dati[i];
```

```
184:        dati[i] = 0;
185:        xr2[i] = psfr[i];
186:        psfr[i] = 0;
187:        xi2[i] = psfi[i];
188:        psfi[i] = 0;
189:     }
190:     // 原点の値は必ず入れる
191:     datr[nx / 2] = xr1[nx / 2];
192:     dati[nx / 2] = xi1[nx / 2];
193:     psfr[nx / 2] = xr2[nx / 2];
194:     psfi[nx / 2] = xi2[nx / 2];
195:     // 原点以外をランダムにサンプリング (ガウス型)
196:     for (i = 1; i < (int)(nx*ar); i++)
197:     {
198:        double fwhm = 0.6;            // ガウス関数の半値幅
199:        double dx = gasdev(&idum);    // x方向：ガウス乱数 (μ=0, σ=1)
200:        int ix = (int)(nx*fwhm*dx / (2 * sqrt(2 * log(2.0)))) + nx / 2;
201:
202:        if (ix < 0 || ix > nx - 1)    // 値が範囲を外れていたら代入しない
203:        {
204:           i--;
205:        }
206:        else if (datr[ix] == 0.0)     // 値が0の場合に代入
207:        {
208:           datr[ix] = xr1[ix];
209:           dati[ix] = xi1[ix];
210:           psfr[ix] = xr2[ix];
211:           psfi[ix] = xi2[ix];
212:        }
213:        else                          // 値がすでに入っていたら代入しない
214:        {
215:           i--;
216:        }
217:     }
218:
219:     // --- 出力 4, 5 列目 (k 空間データ, サンプリング後) ---
220:     for (i = 0; i < g_nx; i++)
221:        g_xout[g_col*g_nx + i] = datr[i];
222:     g_col++;
223:     for (i = 0; i < g_nx; i++)
224:        g_xout[g_col*g_nx + i] = dati[i];
225:     g_col++;
226:     // -------------------------------------------------
227:
228:     // 1次元フーリエ逆変換
229:     fft1d(-1, datr, dati, nx);
230:     fft1d(-1, psfr, psfi, nx);
231:
232:     // 疎サンプリングによる信号値の補正
233:     for (i = 0; i < g_nx; i++)
234:     {
235:        datr[i] /= ar;
236:        psfr[i] /= ar;
237:     }
238:
239:     // --- 出力 6, 7 列目 (実部データ, PSF) ---------------
240:     for (i = 0; i < g_nx; i++)
241:        g_xout[g_col*g_nx + i] = datr[i];
242:     g_col++;
243:     for (i = 0; i < g_nx; i++)
244:        g_xout[g_col*g_nx + i] = psfr[i];
245:     g_col++;
```

```
246:      // ------------------------------------------------
247:
248:      // データ領域の開放
249:      free(xr1);
250:      free(xi1);
251:      free(xr2);
252:      free(xi2);
253: }
254:
255: // 直感的信号復元
256: void intuitive(double *dat, double *psf, int nx, double rd, int itn)
257: // double   *dat;    // データ配列（実部）
258: // double   *psf;    // PSF 配列（実部）
259: // int      nx;      // データ数
260: // double   rd;      // 閾値
261: // int      itn;     // 繰り返し回数
262: {
263: int      i, j, k;
264: double   max;
265: double   *xr, *xc;
266:
267: // データ領域の確保
268: xr = (double *)malloc((unsigned long)nx*sizeof(double));
269: xc = (double *)malloc((unsigned long)nx*sizeof(double));
270:
271: // 繰り返し処理
272: for (k = 0; k < itn; k++)
273: {
274:      // 最大値の算出
275:      max = dat[0];
276:      for (i = 1; i < nx; i++)
277:         if (max < dat[i]) max = dat[i];
278:
279:      // 閾値処理
280:      for (i = 0; i < nx; i++)
281:      {
282:         if (dat[i] >= max*rd) xr[i] = dat[i];
283:         else                  xr[i] = 0;
284:      }
285:
286:      // --- 出力 8+k*3 列目（閾値処理データ）----
287:      for (i = 0; i < g_nx; i++)
288:         g_xout[g_col*g_nx + i] = xr[i];
289:      g_col++;
290:      // ------------------------------------------------
291:
292:      // PSF の重畳積分
293:      for (i = 0; i < g_nx; i++)
294:      {
295:         xc[i] = 0;
296:         for (j = 0; j < g_nx; j++)
297:         {
298:            int jj = (i - j + 3 * g_nx / 2) % g_nx;
299:            xc[i] += xr[j] * psf[jj];
300:         }
301:      }
302:
303:      // --- 出力 9+k*3 列目（重畳積分データ）----
304:      for (i = 0; i < g_nx; i++)
305:         g_xout[g_col*g_nx + i] = xc[i];
306:      g_col++;
307:      // ------------------------------------------------
```

```
308:
309:     // データの更新
310:     for (i = 0; i < nx; i++)
311:     {
312:        dat[i] -= xc[i];
313:     }
314:
315:     // --- 出力10+k*3列目（更新後）------------
316:     for (i = 0; i < g_nx; i++)
317:        g_xout[g_col*g_nx + i] = dat[i];
318:     g_col++;
319:     // ----------------------------------------
320: }
321:
322: // データ領域の開放
323: free(xr);
324: free(xc);
325: }
326:
327: // データ領域の出力（テキストデータ）
328: void write_data_txt3(char *fi, double *img, int nx, int itn)
329: {
330: int     i, j;
331: FILE    *fp;
332:
333: /* open file and write data */
334: if ((fp = fopen(fi, "w")) == NULL)
335: {
336:    fprintf(stderr, " Error : file open [%s].\n", fi);
337:    exit(1);
338: }
339:
340: fprintf(fp, " 入力\tk空間（実部）\tk空間（虚部）\t疎（実部）\t疎（虚部）\t実データ\tPSF");
341: for (i = 0; i < itn; i++)
342: {
343:    fprintf(fp, "\t閾値処理(%d)", i + 1);
344:    fprintf(fp, "\t重畳積分(%d)", i + 1);
345:    fprintf(fp, "\t更新後(%d)", i + 1);
346: }
347: fprintf(fp, "\n");
348:
349: for (i = 0; i < nx; i++)
350: {
351:    fprintf(fp, "%f", img[i]);
352:    for (j = 1; j < 7 + itn * 3; j++)
353:    {
354:       fprintf(fp, "\t%f", img[j*nx + i]);
355:    }
356:    fprintf(fp, "\n");
357: }
358: fclose(fp);
359: }
```

```
1:   /*   028cs2D_POCS1D_TV.c   */
2:
3:   /* --- プログラムの説明 ---
4:     TV(Total Variation)を利用したPOCS逐次近似法によるCS-MRIのプログラム．
5:   （1次元エンコードランダムデータ）
6:
7:   入力：
8:    1．入力画像データのファイル名（float型）
9:    2．出力データのフォルダ名
10:   3．画像の幅　（x方向）
11:   4．画像の高さ（y方向）
12:   5．データ収集率
13:   6．ガウス型の半値幅（FWHM）
14:   7．繰り返し回数
15:   8．ゼロ補正
16:
17:   出力：
18:  「n28」フォルダ内に出力（フォルダがない場合は作成される）
19:   1．繰り返しの画像ファイル　　　（n28***.img, float型）
20:   2．繰り返しの周波数画像ファイル（n28***_fre.img, float型，実部）
21:   3．繰り返しの周波数画像ファイル（n28***_fim.img, float型，虚部）
22:   4．RMSEのデータファイル　　　　（n28_rmse.txt, text型）
23:   ※「***」には繰り返しの番号が入る
24:
25:   必要な関数用ファイル：
26:   1．101io.c
27:   2．102statistics.c
28:   3．103fft.c
29:   4．105sampling.c
30:   5．106tv.c
31:
32:   */
33:
34:   #define _CRT_SECURE_NO_WARNINGS
35:   #include <stdio.h>
36:   #include <stdlib.h>
37:   #include <string.h>
38:   #include <math.h>
39:   #include <direct.h>
40:
41:   #define    PI    3.14159265358979
42:
43:   // グローバル変数の宣言と初期値設定
44:   char     g_f1[50] = "n012.img";  // 入力画像データのファイル名
45:   char     g_f2[50] = "n028";      // 出力する処理後のファイル名
46:   int      g_nx = 256;             // 画像の幅
47:   int      g_ny = 256;             // 画像の高さ
48:   double   g_ar = 0.5;             // データ収集率 (data acquisition rate)
49:   double   g_fw = 0.5;             // ガウス型PDFの半値幅
50:   int      g_itn = 100;            // 繰り返し回数
51:   int      g_zc = 0;               // ゼロ補正（0：なし，1：虚部，2：実部負値，3：両方）
52:   double   *g_im0;                 // 画像データ（原画像）
53:   double   *g_imr;                 // 画像データ（実部）
54:   double   *g_imi;                 // 画像データ（虚部）
55:   double   *g_pdf;                 // 確率分布関数 (Probability Distribution Function)
56:   double   *g_vdr;                 // 変数密度乱数サンプリング (Variable-Density Random Sampling)
57:
58:   // 入力の際のコメント（入力変数とリンク）
59:   char *menu[] = {
60:   "TV+POCS逐次近似法によるCS-MRIのプログラム（1次元エンコードランダムデータ）",
```

```
61:        "  1. 入力画像データのファイル名    <float> ",
62:        "  2. 出力データのフォルダ名                 ",
63:        "  3. 画像の幅 （x 方向）",
64:        "  4. 画像の高さ（y 方向）",
65:        "  5. データ収集率 ",
66:        "  6. PDF の半値幅    ",
67:        "  7. 繰り返し回数 ",
68:        "  8. ゼロ補正（0：なし，1：虚部，2：実部負値，3：両方）",
69:        };
70:
71:        // 関数のプロトタイプ宣言
72:        void read_data_float(char *, double *, int);
73:        void write_data_float(char *, double *, int);
74:        void write_data_txt(char *, double *, int);
75:        void randsample_en1d(double *, double *, double *, double *, int, int, double, double);
76:        void pocs2d_tv(double *, double *, double *, int, int, int, int);
77:
78:        void getparameter(void)
79:        {
80:        int    i;
81:        char   dat[256];
82:
83:        // 変数への値の入力
84:        i = 0;
85:        fprintf(stdout, "\n%s\n\n", menu[i++]);
86:        fprintf(stdout, " %s [%s] :", menu[i++], g_f1);
87:        if (*fgets(dat, 256, stdin) != '\n') { dat[strlen(dat) - 1] = '\0'; strcpy(g_f1, dat); }
88:        fprintf(stdout, " %s [%s] :", menu[i++], g_f2);
89:        if (*fgets(dat, 256, stdin) != '\n') { dat[strlen(dat) - 1] = '\0'; strcpy(g_f2, dat); }
90:        fprintf(stdout, " %s [%d] :", menu[i++], g_nx);
91:        if (*fgets(dat, 256, stdin) != '\n')   g_nx = atoi(dat);
92:        fprintf(stdout, " %s [%d] :", menu[i++], g_ny);
93:        if (*fgets(dat, 256, stdin) != '\n')   g_ny = atoi(dat);
94:        fprintf(stdout, " %s [%f] :", menu[i++], g_ar);
95:        if (*fgets(dat, 256, stdin) != '\n')   g_ar = atof(dat);
96:        fprintf(stdout, " %s [%f] :", menu[i++], g_fw);
97:        if (*fgets(dat, 256, stdin) != '\n')   g_fw = atof(dat);
98:        fprintf(stdout, " %s [%d] :", menu[i++], g_itn);
99:        if (*fgets(dat, 256, stdin) != '\n')   g_itn = atoi(dat);
100:       fprintf(stdout, " %s [%d] :", menu[i++], g_zc);
101:       if (*fgets(dat, 256, stdin) != '\n')   g_zc = atoi(dat);
102:       fprintf(stdout, "\n");
103:       }
104:
105:       int main(void)
106:       {
107:       int    i;
108:
109:       // プログラムで使用する変数の入力
110:       getparameter();
111:
112:       // データ領域のメモリを動的に確保
113:       g_im0 = (double *)malloc((size_t)g_nx*g_ny*sizeof(double));
114:       g_imr = (double *)malloc((size_t)g_nx*g_ny*sizeof(double));
115:       g_imi = (double *)malloc((size_t)g_nx*g_ny*sizeof(double));
116:       g_pdf = (double *)malloc((size_t)g_nx*g_ny*sizeof(double));
117:       g_vdr = (double *)malloc((size_t)g_nx*g_ny*sizeof(double));
118:
119:       // 画像データの入力（実部）
```

```
120:    printf(" *** 画像データの入力 ***\n");
121:    read_data_float(g_f1, g_im0, g_nx*g_ny);
122:
123:    // データの初期化（実部，虚部，変数密度乱数サンプリング）
124:    for (i = 0; i < g_nx*g_ny; i++)
125:    {
126:        g_imr[i] = g_im0[i];
127:        g_imi[i] = 0;
128:        g_vdr[i] = 0;
129:    }
130:
131:    // 周波数空間で疎なランダムサンプリング（位相エンコード，1次元）
132:    printf(" *** 周波数空間で疎なランダムサンプリング ***\n");
133:    randsample_en1d(g_imr, g_imi, g_pdf, g_vdr, g_nx, g_ny, g_ar, g_fw);
134:
135:    // TV を利用した POCS 逐次近似法の実行
136:    printf(" *** TV+POCS 逐次近似法 ***\n");
137:    pocs2d_tv(g_imr, g_imi, g_im0, g_nx, g_ny, g_itn, g_zc);
138:
139:    // データ領域のメモリを開放
140:    free(g_im0);
141:    free(g_imr);
142:    free(g_imi);
143:    free(g_pdf);
144:    free(g_vdr);
145:
146:    return 0;
147: }
148:
149: // TV を利用した POCS 逐次近似法
150: void pocs2d_tv(double *imr, double *imi, double *im0, int nx, int ny, int itn,
                  int zc)
151: // double    *imr;   // 画像データ（実部）
152: // double    *imi;   // 画像データ（虚部）
153: // double    *im0;   // 画像データ（原画像）
154: // int       nx;     // 画像の幅
155: // int       ny;     // 画像の高さ
156: // int       itn;    // 繰り返し回数
157: // int       zc;     // ゼロ補正
158: {
159:    int     i, j;
160:    char    fi[256];
161:    double  *fr1, *fi1, *tvr, *tvi;
162:    double  *rmse;
163:
164:    // フーリエ変換用関数のプロトタイプ宣言
165:    void fft2d(int, double*, double*, int, int);
166:
167:    // ∇TV 処理と RMSE のプロトタイプ宣言
168:    void nabla_tv(double *, double *, int, int);
169:    double calc_rmse(double *, double *, int);
170:
171:    // データ領域の確保
172:    fr1  = (double *)malloc((size_t)nx*ny*sizeof(double));
173:    fi1  = (double *)malloc((size_t)nx*ny*sizeof(double));
174:    tvr  = (double *)malloc((size_t)nx*ny*sizeof(double));
175:    tvi  = (double *)malloc((size_t)nx*ny*sizeof(double));
176:    rmse = (double *)malloc((size_t)itn*sizeof(double));
177:
178:    // 繰り返しデータの初期化
179:    for (i = 0; i < nx*ny; i++)
180:    {
```

```
181:        fr1[i] = imr[i];
182:        fi1[i] = imi[i];
183:    }
184:
185:    // 出力フォルダの作成
186:    _mkdir(g_f2);
187:
188:    // 繰り返し処理
189:    for (i = 0; i < itn; i++)
190:    {
191:        fprintf(stderr, "\r --- 実行中 [%03d/%03d] ---", i, itn);
192:
193:        // 元データの出力（周波数空間）
194:        if (i < 10 || i % 10 == 0)
195:        {
196:            sprintf(fi, "%s\\%s%03d_fre.img", g_f2, g_f2, i);
197:            write_data_float(fi, fr1, nx*ny);
198:            sprintf(fi, "%s\\%s%03d_fim.img", g_f2, g_f2, i);
199:            write_data_float(fi, fi1, nx*ny);
200:        }
201:
202:        // 2次元フーリエ逆変換
203:        fft2d(-1, fr1, fi1, nx, ny);
204:
205:        // 途中データの出力（実空間；実部のみ）
206:        if (i < 10 || i % 10 == 0)
207:        {
208:            sprintf(fi, "%s\\%s%03d.img", g_f2, g_f2, i);
209:            write_data_float(fi, fr1, nx*ny);
210:        }
211:
212:        // ∇TVの算出
213:        nabla_tv(tvr, fr1, nx, ny);
214:        nabla_tv(tvi, fi1, nx, ny);
215:
216:        // ∇TVによる補正
217:        for (j = 0; j < nx*ny; j++)
218:        {
219:            fr1[j] -= tvr[j];
220:            fi1[j] -= tvi[j];
221:        }
222:
223:        // ゼロ補正
224:        if (zc == 1 || zc == 3) // 虚部をゼロにする
225:        {
226:            for (j = 0; j < nx*ny; j++)
227:            {
228:                fi1[j] = 0;
229:            }
230:        }
231:        if (zc == 2 || zc == 3) // 実部負値をゼロにする
232:        {
233:            for (j = 0; j < nx*ny; j++)
234:            {
235:                if (fr1[j] < 0.0) fr1[j] = 0;
236:            }
237:        }
238:
239:        // RMSEの計算
240:        rmse[i] = calc_rmse(im0, fr1, nx*ny);
241:        fprintf(stderr, " (RMSE = %f)", rmse[i]);
242:
```

```
243:        // 2次元フーリエ変換
244:        fft2d(1, fr1, fi1, nx, ny);
245:
246:        // データの更新（元のデータがあるところはそのデータに置き換える）
247:        for (j = 0; j < nx*ny; j++)
248:        {
249:           if (imr[j] != 0.0)
250:           {
251:              fr1[j] = imr[j];
252:              fi1[j] = imi[j];
253:           }
254:        }
255:
256:     }
257:     fprintf(stderr, "\r --- 終  了 [%03d/%03d] ---\n", i, itn);
258:
259:     // 元データの出力（周波数空間）
260:     sprintf(fi, "%s\\%s%03d_fre.img", g_f2, g_f2, i);
261:     write_data_float(fi, fr1, nx*ny);
262:     sprintf(fi, "%s\\%s%03d_fim.img", g_f2, g_f2, i);
263:     write_data_float(fi, fi1, nx*ny);
264:
265:     // 2次元フーリエ逆変換
266:     fft2d(-1, fr1, fi1, nx, ny);
267:
268:     // 最終データの出力（実空間；実部のみ）
269:     sprintf(fi, "%s\\%s%03d.img", g_f2, g_f2, i);
270:     write_data_float(fi, fr1, nx*ny);
271:
272:     // RMSE の出力
273:     sprintf(fi, "%s\\%s_rmse.txt", g_f2, g_f2);
274:     write_data_txt(fi, rmse, itn);
275:
276:     // データ領域の開放
277:     free(fr1);
278:     free(fi1);
279:     free(tvr);
280:     free(tvi);
281:     free(rmse);
282: }
```

```
1:   /*  030cs2D_CG1D_TV_Wavelet.c  */
2:
3:   /* --- プログラムの説明 ---
4:      TVとWaveletを利用した共役勾配（CG）逐次近似法によるCS-MRIのプログラム．
5:      （1次元エンコードランダムデータ）
6:
7:   入力：
8:      1. 入力画像データのファイル名（float型）
9:      2. 出力データのフォルダ名
10:     3. 画像の幅　（x方向）
11:     4. 画像の高さ（y方向）
12:     5. データ収集率
13:     6. ガウス型の半値幅（FWHM）
14:     7. 繰り返し回数
15:     8. ゼロ補正
16:
17:  出力：
18:     「n30」フォルダ内に出力（フォルダがない場合は作成される）
19:     1. 繰り返しの画像ファイル        （n30***_1mk1r.img, float型，実部）
20:     2. 繰り返しの画像ファイル        （n30***_1mk1i.img, float型，虚部）
21:     3. 繰り返しのgk画像ファイル      （n30***_2gk1r.img, float型，実部）
22:     4. 繰り返しのgk画像ファイル      （n30***_2gk1i.img, float型，虚部）
23:     5. 繰り返しのΔmk画像ファイル    （n30***_3dmkr.img, float型，実部）
24:     6. 繰り返しのΔmk画像ファイル    （n30***_3dmki.img, float型，虚部）
25:     7. RMSEのデータファイル         （n30_rmse_re.txt, text型，実部）
26:     8. RMSEのデータファイル         （n30_rmse_im.txt, text型，虚部）
27:     ※「***」には繰り返しの番号が入る
28:
29:  必要な関数用ファイル：
30:     1. 101io.c
31:     2. 102statistics.c
32:     3. 103fft.c
33:     4. 104wavelet.c
34:     5. 105sampling.c
35:     6. 106tv.c
36:
37:  */
38:
39:  #define _CRT_SECURE_NO_WARNINGS
40:  #include <stdio.h>
41:  #include <stdlib.h>
42:  #include <string.h>
43:  #include <math.h>
44:  #include <direct.h>
45:
46:  #define  PI   3.14159265358979
47:
48:  // グローバル変数の宣言と初期値設定
49:  char     g_f1[50] = "n012.img";   // 入力画像データのファイル名
50:  char     g_f2[50] = "n030";       // 出力する処理後のファイル名
51:  int      g_nx = 256;              // 画像の幅
52:  int      g_ny = 256;              // 画像の高さ
53:  double   g_ar = 0.5;              // データ収集率 (data acquisition rate)
54:  double   g_fw = 0.5;              // ガウス型PDFの半値幅
55:  int      g_itn = 100;             // 繰り返し回数
56:  int      g_zc = 0;                // ゼロ補正（0：なし，1：虚部，2：実部負値，3：両方）
57:  int      g_wi = 4;                // Wavelet index (2〜20の偶数)
58:  int      g_dp = -4;               // 多重解像度解析の深さ（-1から負の数で与える）
59:  double   g_r1 = 0.01;             // L1ノルムの重み付け係数
60:  double   g_r2 = 0.40;             // TVの重み付け係数
61:  double   *g_im0;                  // 画像データ（原画像）
62:  double   *g_imr;                  // 画像データ（実部）
```

```
63:    double  *g_imi;                    // 画像データ（虚部）
64:    double  *g_pdf;                    // 確率分布関数（Probability Distribution
       Function）
65:    double  *g_vdr;                    // 変数密度乱数サンプリング（Variable-Density
       Random Sampling)
66:
67:    // 入力の際のコメント（入力変数とリンク）
68:    char *menu[] = {
69:    "TV&Wavelet+CG 逐次近似法による CS-MRI のプログラム（1 次元エンコードランダムデータ）",
70:    " 1. 入力画像データのファイル名    <float> ",
71:    " 2. 出力データのフォルダ名                ",
72:    " 3. 画像の幅  （x 方向）",
73:    " 4. 画像の高さ（y 方向）",
74:    " 5. データ収集率 ",
75:    " 6. PDF の半値幅 ",
76:    " 7. 繰り返し回数 ",
77:    " 8. ゼロ補正（0：なし，1：虚部，2：実部負値，3：両方）",
78:    };
79:
80:    // 関数のプロトタイプ宣言
81:    void read_data_float(char *, double *, int);
82:    void write_data_float(char *, double *, int);
83:    void write_data_txt(char *, double *, int);
84:    void randsample_en1d(double *, double *, double *, double *, int, int, double,
       double);
85:    void cg2d_tv_wavelet(double *, double *, double *, int, int, double, int, int,
       int, int, double, double);
86:
87:    void getparameter(void)
88:    {
89:    int     i;
90:    char    dat[256];
91:
92:    // 変数への値の入力
93:    i = 0;
94:    fprintf(stdout, "\n%s\n\n", menu[i++]);
95:    fprintf(stdout, " %s [%s] :", menu[i++], g_f1);
96:    if (*fgets(dat, 256, stdin) != '\n') { dat[strlen(dat) - 1] = '\0'; strcpy(g_
       f1, dat); }
97:    fprintf(stdout, " %s [%s] :", menu[i++], g_f2);
98:    if (*fgets(dat, 256, stdin) != '\n') { dat[strlen(dat) - 1] = '\0'; strcpy(g_
       f2, dat); }
99:    fprintf(stdout, " %s [%d] :", menu[i++], g_nx);
100:   if (*fgets(dat, 256, stdin) != '\n')  g_nx = atoi(dat);
101:   fprintf(stdout, " %s [%d] :", menu[i++], g_ny);
102:   if (*fgets(dat, 256, stdin) != '\n')  g_ny = atoi(dat);
103:   fprintf(stdout, " %s [%f] :", menu[i++], g_ar);
104:   if (*fgets(dat, 256, stdin) != '\n')  g_ar = atof(dat);
105:   fprintf(stdout, " %s [%f] :", menu[i++], g_fw);
106:   if (*fgets(dat, 256, stdin) != '\n')  g_fw = atof(dat);
107:   fprintf(stdout, " %s [%d] :", menu[i++], g_itn);
108:   if (*fgets(dat, 256, stdin) != '\n')  g_itn = atoi(dat);
109:   fprintf(stdout, " %s [%d] :", menu[i++], g_zc);
110:   if (*fgets(dat, 256, stdin) != '\n')  g_zc = atoi(dat);
111:   fprintf(stdout, "\n");
112:   }
113:
114:   int main(void)
115:   {
116:   int     i;
117:
118:   // プログラムで使用する変数の入力
```

```
119:    getparameter();
120:
121:    // データ領域のメモリを動的に確保
122:    g_im0 = (double *)malloc((size_t)g_nx*g_ny*sizeof(double));
123:    g_imr = (double *)malloc((size_t)g_nx*g_ny*sizeof(double));
124:    g_imi = (double *)malloc((size_t)g_nx*g_ny*sizeof(double));
125:    g_pdf = (double *)malloc((size_t)g_nx*g_ny*sizeof(double));
126:    g_vdr = (double *)malloc((size_t)g_nx*g_ny*sizeof(double));
127:
128:    // 画像データの入力（実部）
129:    printf(" *** 画像データの入力 ***\n");
130:    read_data_float(g_f1, g_im0, g_nx*g_ny);
131:
132:    // データの初期化（実部，虚部，変数密度乱数サンプリング）
133:    for (i = 0; i < g_nx*g_ny; i++)
134:    {
135:       g_imr[i] = g_im0[i];
136:       g_imi[i] = 0;
137:       g_vdr[i] = 0;
138:    }
139:
140:    // 周波数空間で疎なランダムサンプリング（位相エンコード，1次元）
141:    printf(" *** 周波数空間で疎なランダムサンプリング ***\n");
142:    randsample_en1d(g_imr, g_imi, g_pdf, g_vdr, g_nx, g_ny, g_ar, g_fw);
143:
144:    // CG 逐次近似法の実行
145:    printf(" *** CG 逐次近似法 ***\n");
146:    cg2d_tv_wavelet(g_imr, g_imi, g_im0, g_nx, g_ny, g_itn, g_zc, g_wi, g_dp, g_r1, g_r2);
147:
148:    // データ領域のメモリを開放
149:    free(g_im0);
150:    free(g_imr);
151:    free(g_imi);
152:    free(g_pdf);
153:    free(g_vdr);
154:
155:    return 0;
156:   }
157:
158:   // TV と Wavelet を利用した CG 逐次近似法
159:   void cg2d_tv_wavelet(double *imr, double *imi, double *im0r, int nx, int ny,
       int itn, int zc, int wi, int dp, double r1, double r2)
160:   // double   *imr;    // 画像データ（実部）
161:   // double   *imi;    // 画像データ（虚部）
162:   // double   *im0r;   // 画像データ（原画像）
163:   // int      nx;      // 画像の幅
164:   // int      ny;      // 画像の高さ
165:   // int      itn;     // 繰り返し回数
166:   // int      zc;      // ゼロ補正
167:   // int      wi;      // Wavelet index
168:   // int      dp;      // 多重解像度解析の深さ
169:   // double   r1;      // L1 ノルムの重み付け係数
170:   // double   r2;      // TV の重み付け係数
171:   {
172:   int      i, k;
173:   char     fi[256];
174:   double   alpha = 0.05;
175:   double   beta = 0.6;
176:   double   ganma;
177:   double   *fr1, *fi1, *tvr, *tvi, *mr1, *mi1;
178:   double   *rmse, *rmsi, *im0i;
```

```
179:    double    *mk0r;     // mk    (実部)
180:    double    *mk0i;     // mk    (虚部)
181:    double    *mk1r;     // mk+1  (実部)
182:    double    *mk1i;     // mk+1  (虚部)
183:    double    *gk0r;     // gk    (実部)
184:    double    *gk0i;     // gk    (虚部)
185:    double    *gk1r;     // gk+1  (実部)
186:    double    *gk1i;     // gk+1  (虚部)
187:    double    *dmkr;     // Δmk   (実部)
188:    double    *dmki;     // Δmk   (虚部)
189:
190:    // フーリエ変換用関数のプロトタイプ宣言
191:    void fft2d(int, double*, double*, int, int);
192:
193:    // 評価関数と RMSE のプロトタイプ宣言
194:    double calc_f(double *, double *, double *, double *, int, int, int, int,
        double, double);
195:    void nabla_f(double *, double *, double *, double *, double *, double *, int,
        int, int, int, double, double);
196:    double calc_rmse(double *, double *, int);
197:
198:    // データ領域の確保
199:    fr1  = (double *)malloc((size_t)nx*ny*sizeof(double));
200:    fi1  = (double *)malloc((size_t)nx*ny*sizeof(double));
201:    tvr  = (double *)malloc((size_t)nx*ny*sizeof(double));
202:    tvi  = (double *)malloc((size_t)nx*ny*sizeof(double));
203:    mr1  = (double *)malloc((size_t)nx*ny*sizeof(double));
204:    mi1  = (double *)malloc((size_t)nx*ny*sizeof(double));
205:    rmse = (double *)malloc((size_t)itn*sizeof(double));
206:    rmsi = (double *)malloc((size_t)itn*sizeof(double));
207:    im0i = (double *)malloc((size_t)nx*ny*sizeof(double));
208:    mk0r = (double *)malloc((size_t)nx*ny*sizeof(double));
209:    mk0i = (double *)malloc((size_t)nx*ny*sizeof(double));
210:    mk1r = (double *)malloc((size_t)nx*ny*sizeof(double));
211:    mk1i = (double *)malloc((size_t)nx*ny*sizeof(double));
212:    gk0r = (double *)malloc((size_t)nx*ny*sizeof(double));
213:    gk0i = (double *)malloc((size_t)nx*ny*sizeof(double));
214:    gk1r = (double *)malloc((size_t)nx*ny*sizeof(double));
215:    gk1i = (double *)malloc((size_t)nx*ny*sizeof(double));
216:    dmkr = (double *)malloc((size_t)nx*ny*sizeof(double));
217:    dmki = (double *)malloc((size_t)nx*ny*sizeof(double));
218:
219:    // 繰り返しデータと原画像虚部の初期化
220:    for (i = 0; i < nx*ny; i++)
221:    {
222:        fr1[i] = imr[i];
223:        fi1[i] = imi[i];
224:        im0i[i] = 0;
225:    }
226:
227:    // 出力フォルダの作成
228:    _mkdir(g_f2);
229:
230:    // 初期値
231:    // m = 0;
232:    for (i = 0; i < nx*ny; i++)
233:    {
234:        mk0r[i] = 0;
235:        mk0i[i] = 0;
236:    }
237:
238:    // g0 = ∇ f(m0);
```

```
239:    nabla_f(gk0r, gk0i, mk0r, mk0i, imr, imi, nx, ny, wi, dp, r1, r2);
240:
241:    // Δm0 = − g0;
242:    for (i = 0; i < nx*ny; i++)
243:    {
244:       dmkr[i] = -gk0r[i];
245:       dmki[i] = -gk0i[i];
246:    }
247:
248:    // 繰り返し処理
249:    for (k = 0; k < itn; k++)
250:    {
251:       double  t = 1, t0, t1, t2;
252:
253:       fprintf(stderr, "\r --- 実行中 [%03d/%03d] ---", k, itn);
254:
255:       // Backtracking line-search
256:       while (1)
257:       {
258:          for (i = 0; i < nx*ny; i++)
259:          {
260:             mr1[i] = mk0r[i] + t*dmkr[i];
261:             mi1[i] = mk0i[i] + t*dmki[i];
262:          }
263:          t0 = calc_f(mr1, mi1, imr, imi, nx, ny, wi, dp, r1, r2);
264:          t1 = calc_f(mk0r, mk0i, imr, imi, nx, ny, wi, dp, r1, r2);
265:          t2 = 0;
266:          for (i = 0; i < nx*ny; i++)
267:          {
268:             t2 += gk0r[i] * dmkr[i] + gk0i[i] * dmki[i];
269:          }
270:          if (t0 <= t1 + alpha*t*t2) break;
271:          t *= beta;
272:       }
273:
274:       // mk+1 = mk + t*Δmk
275:       fprintf(stderr, " t = %f", t);
276:       for (i = 0; i < nx*ny; i++)
277:       {
278:          mk1r[i] = mk0r[i] + t*dmkr[i];
279:          mk1i[i] = mk0i[i] + t*dmki[i];
280:       }
281:
282:       // ゼロ補正
283:       if (zc == 1 || zc == 3) // 虚部をゼロにする
284:       {
285:          for (i = 0; i < nx*ny; i++)
286:          {
287:             mk1i[i] = 0;
288:          }
289:       }
290:       if (zc == 2 || zc == 3) // 実部負値をゼロにする
291:       {
292:          for (i = 0; i < nx*ny; i++)
293:          {
294:             if (mk1r[i] < 0.0) mk1r[i] = 0;
295:          }
296:       }
297:
298:       // 更新データの出力（周波数空間）
299:       if (k < 10 || k % 10 == 9)
300:       {
```

```
301:            sprintf(fi, "%s\\%s%03d_1mk1r.img", g_f2, g_f2, k + 1);
302:            write_data_float(fi, mk1r, nx*ny);
303:            sprintf(fi, "%s\\%s%03d_1mk1i.img", g_f2, g_f2, k + 1);
304:            write_data_float(fi, mk1i, nx*ny);
305:        }
306:
307:        // RMSE の計算
308:        rmse[k] = calc_rmse(im0r, mk1r, nx*ny);
309:        rmsi[k] = calc_rmse(im0i, mk1i, nx*ny);
310:        fprintf(stderr, " (RMSE = %f)", rmse[k]);
311:
312:        // gk+1 = ▽ f(mk+1)
313:        nabla_f(gk1r, gk1i, mk1r, mk1i, imr, imi, nx, ny, wi, dp, r1, r2);
314:        if (k < 10 || k % 10 == 9)
315:        {
316:            sprintf(fi, "%s\\%s%03d_2gk1r.img", g_f2, g_f2, k + 1);
317:            write_data_float(fi, gk1r, nx*ny);
318:            sprintf(fi, "%s\\%s%03d_2gk1i.img", g_f2, g_f2, k + 1);
319:            write_data_float(fi, gk1i, nx*ny);
320:        }
321:
322:        // γ = ||gk+1||2^2 / ||gk||2^2
323:        t0 = t1 = 0;
324:        for (i = 0; i < nx*ny; i++)
325:        {
326:            t0 += gk0r[i] * gk0r[i] + gk0i[i] * gk0i[i];
327:            t1 += gk1r[i] * gk1r[i] + gk1i[i] * gk1i[i];
328:        }
329:        ganma = t1 / t0;
330:        fprintf(stderr, ", gamma = %f", ganma);
331:
332:        // △mk+1 = - gk+1 + γ △mk
333:        for (i = 0; i < nx*ny; i++)
334:        {
335:            dmkr[i] = -gk1r[i] + ganma*dmkr[i];
336:            dmki[i] = -gk1i[i] + ganma*dmki[i];
337:        }
338:        if (k < 10 || k % 10 == 9)
339:        {
340:            sprintf(fi, "%s\\%s%03d_3dmkr.img", g_f2, g_f2, k + 1);
341:            write_data_float(fi, dmkr, nx*ny);
342:            sprintf(fi, "%s\\%s%03d_3dmki.img", g_f2, g_f2, k + 1);
343:            write_data_float(fi, dmki, nx*ny);
344:        }
345:
346:        // データの更新
347:        for (i = 0; i < nx*ny; i++)
348:        {
349:            gk0r[i] = gk1r[i];
350:            gk0i[i] = gk1i[i];
351:            mk0r[i] = mk1r[i];
352:            mk0i[i] = mk1i[i];
353:        }
354:
355:    }
356:    fprintf(stderr, "\r --- 終 了 [%03d/%03d] ---\n", k, itn);
357:
358:    // RMSE の出力
359:    sprintf(fi, "%s\\%s_rmse_re.txt", g_f2, g_f2);
360:    write_data_txt(fi, rmse, itn);
361:    sprintf(fi, "%s\\%s_rmse_im.txt", g_f2, g_f2);
362:    write_data_txt(fi, rmsi, itn);
```

```
363: 
364:    //  データ領域の開放
365:    free(fr1);
366:    free(fi1);
367:    free(tvr);
368:    free(tvi);
369:    free(rmse);
370:    free(mk0r);
371:    free(mk0i);
372:    free(mk1r);
373:    free(mk1i);
374:    free(gk0r);
375:    free(gk0i);
376:    free(gk1r);
377:    free(gk1i);
378:    free(dmkr);
379:    free(dmki);
380: }
```

```
 1:   /*   101io.c   */
 2:
 3:   /* --- プログラムの説明 ---
 4:      入出力用の関数
 5:
 6:      テキストデータの読み出し
 7:      void read_data_txt(char *fi, double *img, int size)
 8:
 9:      テキストデータの書き込み
10:      void write_data_txt(char *fi, double *img, int size)
11:
12:      テキストデータの書き込み（int型から変換）
13:      void write_data_txt_int(char *fi, int *img, int size)
14:
15:      float型データの読み出し
16:      void read_data_float(char *fi, double *img, int size)
17:
18:      float型データの書き込み
19:      void write_data_float(char *fi, double *img, int size)
20:
21:    */
22:
23:   #define _CRT_SECURE_NO_WARNINGS
24:   #include <stdio.h>
25:   #include <stdlib.h>
26:
27:   // データ領域の入力（テキストデータ）
28:   void read_data_txt(char *fi, double *img, int size)
29:   // char    *fi;    // ファイル名
30:   // double  *img;   // データ領域
31:   // int     size;   // データ数
32:   {
33:   FILE   *fp;
34:   int    i;
35:   char   dat[256];
36:
37:   /* open file and write data */
38:   if ((fp = fopen(fi, "r")) == NULL)
39:   {
40:      fprintf(stderr, " Error : file open [%s].\n", fi);
41:      exit(1);
42:   }
43:   for (i = 0; i < size; i++)
44:   {
45:      fgets(dat, 256, fp);
46:      img[i] = atof(dat);
47:   }
48:   fclose(fp);
49:   }
50:
51:   // データ領域の出力（テキストデータ）
52:   void write_data_txt(char *fi, double *img, int size)
53:   // char    *fi;    // ファイル名
54:   // double  *img;   // データ領域
55:   // int     size;   // データ数
56:   {
57:   FILE   *fp;
58:   int i;
59:
60:   /* open file and write data */
61:   if ((fp = fopen(fi, "w")) == NULL)
62:   {
```

```
63:      fprintf(stderr, " Error : file open [%s].\n", fi);
64:      exit(1);
65:   }
66:   for (i = 0; i < size; i++)
67:   {
68:      fprintf(fp, "%f\n", img[i]);
69:   }
70:   fclose(fp);
71: }
72:
73: // データ領域の出力（テキストデータ；int 型から変換）
74: void write_data_txt_int(char *fi, int *img, int size)
75: // char    *fi;    // ファイル名
76: // int     *img;   // データ領域
77: // int     size;   // データ数
78: {
79:   FILE    *fp;
80:   int i;
81:
82:   /* open file and write data */
83:   if ((fp = fopen(fi, "w")) == NULL)
84:   {
85:      fprintf(stderr, " Error : file open [%s].\n", fi);
86:      exit(1);
87:   }
88:   for (i = 0; i < size; i++)
89:   {
90:      fprintf(fp, "%d\n", img[i]);
91:   }
92:   fclose(fp);
93: }
94:
95: // データ領域の入力（float データ）
96: void read_data_float(char *fi, double *img, int size)
97: // char    *fi;    // ファイル名
98: // double  *img;   // データ領域
99: // int     size;   // データ数
100: {
101: int     i;
102: FILE    *fp;
103: float   buff;
104:
105: /* open file and read data */
106: if ((fp = fopen(fi, "rb")) == NULL) {
107:    fprintf(stderr, " Error : file open [%s].\n", fi);
108:    exit(1);
109: }
110: for (i = 0; i < size; i++)
111: {
112:    fread(&buff, sizeof(float), 1, fp);
113:    img[i] = buff;
114: }
115: fclose(fp);
116: }
117:
118: // データ領域の出力（float データ）
119: void write_data_float(char *fi, double *img, int size)
120: // char    *fi;    // ファイル名
121: // double  *img;   // データ領域
122: // int     size;   // データ数
123: {
124: int     i;
```

```
125:    FILE    *fp;
126:    float   buff;
127:
128:    /* open file and write data */
129:    if ((fp = fopen(fi, "wb")) == NULL) {
130:        fprintf(stderr, " Error : file open [%s].\n", fi);
131:        exit(1);
132:    }
133:    for (i = 0; i < size; i++)
134:    {
135:        buff = (float)img[i];
136:        fwrite(&buff, sizeof(float), 1, fp);
137:    }
138:    fclose(fp);
139: }
```

```
 1:     /*   102statistics.c   */
 2:
 3:     /* --- プログラムの説明 ---
 4:        統計関係の関数（乱数を含む）
 5:
 6:        乱数を発生させる関数
 7:        ( 参考文献：NUMERICAL RECIPES in C)
 8:        一様乱数を発生させる関数 {0.0,1.0}
 9:        double ran1(int *idum)
10:
11:        ガウス型のノイズを発生させる関数
12:        double gasdev(int *idum)
13:
14:        統計値や誤差値の関数
15:        平均二乗誤差（RMSE）の計算
16:        double calc_rmse(double *im0, double *im1, int n)
17:
18:     */
19:
20:     #define _CRT_SECURE_NO_WARNINGS
21:     #include <stdio.h>
22:     #include <stdlib.h>
23:     #include <math.h>
24:
25:     #define    IA      16807
26:     #define    IM      2147483647
27:     #define    AM      (1.0/IM)
28:     #define    IQ      127773
29:     #define    IR      2836
30:     #define    NTAB    32
31:     #define    NDIV    (1+(IM-1)/NTAB)
32:     #define    EPS     1.2e-7
33:     #define    RNMX    (1.0-EPS)
34:
35:     // 一様乱数を発生させる関数 {0.0,1.0}
36:     double ran1(int *idum)
37:     // int   idum[];    // 初期化（負の数にするとパターンが変わる）
38:     {
39:     int         j, k;
40:     static int  iy = 0;
41:     static int  iv[NTAB];
42:     double      temp;
43:
44:     /* 初期化 */
45:     if (idum[0] <= 0 || !iy)
46:     {
47:        if (-(idum[0]) < 1)   idum[0] = 1;
48:        else                  idum[0] = -idum[0];
49:        for (j = NTAB + 7; j >= 0; j--)
50:        {
51:           k = idum[0] / IQ;
52:           idum[0] = IA*(idum[0] - k*IQ) - IR*k;
53:           if (idum[0] < 0)   idum[0] += IM;
54:           if (j < NTAB)      iv[j] = idum[0];
55:        }
56:        iy = iv[0];
57:     }
58:
59:     /* 乱数の作成 */
60:     k = idum[0] / IQ;
61:     idum[0] = IA*(idum[0] - k*IQ) - IR*k;
62:     if (idum[0] < 0)   idum[0] += IM;
```

```
63:    j = iy / NDIV;
64:    iy = iv[j];
65:    iv[j] = idum[0];
66:    if ((temp = AM*iy) > RNMX) return RNMX;
67:    else                       return temp;
68: }
69:
70: // ガウス型のノイズを発生させる関数
71: // ガウス関数（平均 0，標準偏差 1）
72: double gasdev(int *idum)
73: // int    *idum;    // 一様乱数の初期化に用いる
74: {
75:    double         fac, rsq, v1, v2;
76:    static int     iset = 0;
77:    static double  gset = 0.0;
78:
79:    if (iset == 0)
80:    {
81:       do
82:       {
83:          v1 = 2.0 * ran1(idum) - 1.0;
84:          v2 = 2.0 * ran1(idum) - 1.0;
85:          rsq = v1 * v1 + v2 * v2;
86:       } while (rsq >= 1.0 || rsq == 0.0);
87:       fac = sqrt(-2.0 * log(rsq) / rsq);
88:       gset = v1 * fac;
89:       iset = 1;
90:       return v2 * fac;
91:    }
92:    else
93:    {
94:       iset = 0;
95:       return gset;
96:    }
97: }
98:
99: // RMSE の計算
100: double calc_rmse(double *im0, double *im1, int n)
101: // double  *im0;   // 画像データ（基準）
102: // double  *im1;   // 画像データ（評価）
103: // int     n;      // 画像のデータ数
104: {
105:    int     i;
106:    double  rmse, sum2 = 0;
107:
108:    // 二乗和の計算
109:    for (i = 0; i < n; i++)
110:    {
111:       sum2 += (im1[i] - im0[i])*(im1[i] - im0[i]);
112:    }
113:
114:    // RMSE の計算
115:    rmse = sqrt(sum2 / n);
116:
117:    return rmse;
118:
119: }
```

```
 1:    /*  105sampling.c  */
 2:
 3:    /* --- プログラムの説明 ---
 4:       サンプリングと PSF 分析の関数
 5:
 6:       周波数空間で疎なランダムサンプリング処理（2 次元）
 7:       void randsample_2d(double *imr, double *imi, double *pdf, double *vdr, int nx, int ny, double ar, double fwhm)
 8:
 9:       周波数空間で疎なランダムサンプリング処理（位相エンコード方向，1 次元）
10:       void randsample_en1d(double *imr, double *imi, double *pdf, double *vdr, int nx, int ny, double ar, double fwhm)
11:
12:       周波数空間で疎なランダムサンプリング処理（位相エンコード方向，2 次元）
13:       void randsample_en2d(double *imr, double *imi, double *pdf, double *vdr, int nx, int ny, int nz, double ar, double fwhm)
14:
15:       sidelobe-to-peak ratio (SPR) の最大値 (i ≠ j) を求める
16:       double spr_max(double *img, int size)
17:
18:       sidelobe-to-peak ratio (SPR) の平均 (i ≠ j) を求める
19:       double spr_ave(double *img, int size, int point)
20:
21:       sidelobe-to-peak ratio (SPR) の標準偏差 (i ≠ j) を求める
22:       double spr_sgm(double *img, int size, int point)
23:
24:       1 次元の FWHM を求める
25:       double fwhm_1d(double *fx, int size)
26:
27:       x 方向の FWHM を求める
28:       double fwhm_2dx(double *img, int nx, int ny)
29:
30:       y 方向の FWHM を求める
31:       double fwhm_2dy(double *img, int nx, int ny)
32:
33:    */
34:
35:    #define _CRT_SECURE_NO_WARNINGS
36:    #include <stdio.h>
37:    #include <stdlib.h>
38:    #include <math.h>
39:
40:    // 周波数空間で疎なランダムサンプリング処理（2 次元）
41:    void randsample_2d(double *imr, double *imi, double *pdf, double *vdr, int nx, int ny, double ar, double fwhm)
42:    // double   *imr;    // 画像データ（実部）
43:    // double   *imi;    // 画像データ（虚部）
44:    // double   *pdf;    // 確率分布関数（PDF）
45:    // double   *vdr;    // 変数密度乱数サンプリング
46:    // int      nx;      // 画像の幅
47:    // int      ny;      // 画像の高さ
48:    // double   ar;      // データの収集率
49:    // double   fwhm;    // PDF の半値幅
50:    {
51:    int     i, j, is;
52:    int     idum = 999;    // 乱数の初期化（負の数にするとパターンが変わる）
53:    double  sig, sig2;
54:    double  *fr1, *fi1;
55:
56:    // 乱数用関数のプロトタイプ宣言
57:    double gasdev(int *);    // ガウス乱数
58:
```

```c
59:   // フーリエ変換用関数のプロトタイプ宣言
60:   void fft2d(int, double *, double *, int, int);
61:
62:   // データ領域の確保
63:   fr1 = (double *)malloc((size_t)nx*ny*sizeof(double));
64:   fi1 = (double *)malloc((size_t)nx*ny*sizeof(double));
65:
66:   // 2次元フーリエ変換
67:   fft2d(1, imr, imi, nx, ny);
68:
69:   // 疎なサンプリング処理（ランダム）
70:   for (i = 0; i < nx*ny; i++)
71:   {
72:      fr1[i] = imr[i];
73:      imr[i] = 0;
74:      fi1[i] = imi[i];
75:      imi[i] = 0;
76:   }
77:
78:   // 原点の値は必ず入れる
79:   imr[ny / 2 * nx + nx / 2] = fr1[ny / 2 * nx + nx / 2];
80:   imi[ny / 2 * nx + nx / 2] = fi1[ny / 2 * nx + nx / 2];
81:   vdr[ny / 2 * nx + nx / 2] = 1;
82:
83:   // 原点以外をランダムにサンプリング（ガウス型）
84:   sig = fwhm / (2 * sqrt(2 * log(2.0)));   // 半値幅から標準偏差への変換
85:   is = (int)(nx*ny*ar);
86:   for (i = 1; i < is; i++)
87:   {
88:      double dx = gasdev(&idum);   // x方向：ガウス乱数（μ=0, σ=1）
89:      double dy = gasdev(&idum);   // y方向：ガウス乱数（μ=0, σ=1）
90:      int ix = (int)(nx*sig*dx + nx / 2);
91:      int iy = (int)(ny*sig*dy + ny / 2);
92:      if (ix < 0 || ix > nx - 1 || iy < 0 || iy > ny - 1)   // 範囲外なら処理を戻す
93:      {
94:         i--;
95:      }
96:      else if (vdr[iy*nx + ix] == 0.0)   // 範囲内で値が0の場合
97:      {
98:         imr[iy*nx + ix] = fr1[iy*nx + ix];
99:         imi[iy*nx + ix] = fi1[iy*nx + ix];
100:        vdr[iy*nx + ix] = 1;
101:     }
102:     else   // 値がすでに入っていたら処理を戻す
103:     {
104:        i--;
105:     }
106:  }
107:
108:  // PDFの計算
109:  sig2 = 2 * nx*ny*sig*sig;   // 2σ^2の計算（ガウス関数用）
110:  for (i = 0; i < ny; i++)
111:  {
112:     double y = ny / 2 - i;
113:     for (j = 0; j < nx; j++)
114:     {
115:        double x = j - nx / 2;
116:        double r = sqrt(x*x + y*y);
117:
118:        pdf[i*nx + j] = exp(-r*r / sig2);
119:     }
120:  }
```

```
121:
122:     // データ領域の開放
123:     free(fr1);
124:     free(fi1);
125: }
126:
127: // 周波数空間で疎なランダムサンプリング処理（位相エンコード方向，1次元）
128: void randsample_en1d(double *imr, double *imi, double *pdf, double *vdr, int
     nx, int ny, double ar, double fwhm)
129: // double  *imr;    // 画像データ（実部）
130: // double  *imi;    // 画像データ（虚部）
131: // double  *pdf;    // 確率分布関数（PDF）
132: // double  *vdr;    // 変数密度乱数サンプリング
133: // int     nx;      // 画像の幅
134: // int     ny;      // 画像の高さ
135: // double  ar;      // データの収集率
136: // double  fwhm;    // PDFの半値幅
137: {
138:     int     i, j, is;
139:     int     idum = 999;    // 乱数の初期化（負の数にするとパターンが変わる）
140:     double  sig, sig2;
141:     double  *fr1, *fi1;
142:
143:     // 乱数用関数のプロトタイプ宣言
144:     double gasdev(int *);   // ガウス乱数
145:
146:     // フーリエ変換用関数のプロトタイプ宣言
147:     void fft2d(int, double *, double *, int, int);
148:
149:     // データ領域の確保
150:     fr1 = (double *)malloc((size_t)nx*ny*sizeof(double));
151:     fi1 = (double *)malloc((size_t)nx*ny*sizeof(double));
152:
153:     // 2次元フーリエ変換
154:     fft2d(1, imr, imi, nx, ny);
155:
156:     // 疎なサンプリング処理（ランダム）
157:     for (i = 0; i < nx*ny; i++)
158:     {
159:         fr1[i] = imr[i];
160:         imr[i] = 0;
161:         fi1[i] = imi[i];
162:         imi[i] = 0;
163:     }
164:
165:     // 原点を通る中央の値は必ず入れる
166:     for (i = 0; i < nx; i++)
167:     {
168:         imr[ny / 2 * nx + i] = fr1[ny / 2 * nx + i];
169:         imi[ny / 2 * nx + i] = fi1[ny / 2 * nx + i];
170:         vdr[ny / 2 * nx + i] = 1;
171:     }
172:
173:     // 中央以外をランダムにサンプリング（ガウス型）
174:     sig = fwhm / (2 * sqrt(2 * log(2.0)));   // 半値幅から標準偏差への変換
175:     is = (int)(ny*ar);
176:     for (i = 1; i < is; i++)
177:     {
178:         double dy = gasdev(&idum);    // y方向：ガウス乱数（μ=0, σ=1）
179:         int iy = (int)(ny*sig*dy + ny / 2);
180:
181:         if (iy < 0 || iy > ny - 1)    // 範囲外なら処理を戻す
```

```
182:       {
183:          i--;
184:       }
185:       else if (vdr[iy*nx + nx / 2] == 0.0)    // 中心の値が 0 の場合
186:       {
187:          for (j = 0; j < nx; j++)
188:          {
189:             imr[iy*nx + j] = fr1[iy*nx + j];
190:             imi[iy*nx + j] = fi1[iy*nx + j];
191:             vdr[iy*nx + j] = 1;
192:          }
193:       }
194:       else   // 値がすでに入っていたら処理を戻す
195:       {
196:          i--;
197:       }
198:    }
199:
200:    // PDF の計算
201:    sig2 = 2 * ny*ny*sig*sig;    // 2σ^2 の計算（ガウス関数用）
202:    for (i = 0; i < ny; i++)
203:    {
204:       double y = ny / 2 - i;
205:       double p = exp(-y*y / sig2);
206:       for (j = 0; j < nx; j++)
207:       {
208:          pdf[i*nx + j] = p;
209:       }
210:    }
211:
212:    // データ領域の開放
213:    free(fr1);
214:    free(fi1);
215: }
216:
217: // 周波数空間で疎なランダムサンプリング処理（位相エンコード方向，2 次元）
218: void randsample_en2d(double *imr, double *imi, double *pdf, double *vdr, int nx, int ny, int nz, double ar, double fwhm)
219: // double   *imr;    // 画像データ（実部）
220: // double   *imi;    // 画像データ（虚部）
221: // double   *pdf;    // 確率分布関数（PDF）
222: // double   *vdr;    // 変数密度乱数サンプリング
223: // int      nx;      // 画像の幅
224: // int      ny;      // 画像の高さ
225: // int      nz;      // 画像の奥行き
226: // double   ar;      // データの収集率
227: // double   fwhm;    // PDF の半値幅
228: {
229:    int      i, j, k, is;
230:    int      idum = 999;    // 乱数の初期化（負の数にするとパターンが変わる）
231:    double   sig, sig2;
232:    double   *fr1, *fi1;
233:
234:    // 乱数用関数のプロトタイプ宣言
235:    double gasdev(int *);    // ガウス乱数
236:
237:    // フーリエ変換用関数のプロトタイプ宣言
238:    void fft3d(int, double *, double *, int, int, int);
239:
240:    // データ領域の確保
241:    fr1 = (double *)malloc((size_t)nx*ny*nz*sizeof(double));
242:    fi1 = (double *)malloc((size_t)nx*ny*nz*sizeof(double));
```

```
243:
244:    // 3次元フーリエ変換
245:    fft3d(1, imr, imi, nx, ny, nz);
246:
247:    // 疎なサンプリング処理（ランダム）
248:    for (i = 0; i < nx*ny*nz; i++)
249:    {
250:       fr1[i] = imr[i];
251:       imr[i] = 0;
252:       fi1[i] = imi[i];
253:       imi[i] = 0;
254:    }
255:
256:    // 原点を通る中央の値は必ず入れる
257:    for (i = 0; i < nx; i++)
258:    {
259:       imr[nz / 2 * nx*ny + ny / 2 * nx + i] = fr1[nz / 2 * nx*ny + ny / 2 * nx + i];
260:       imi[nz / 2 * nx*ny + ny / 2 * nx + i] = fi1[nz / 2 * nx*ny + ny / 2 * nx + i];
261:       vdr[nz / 2 * nx*ny + ny / 2 * nx + i] = 1;
262:    }
263:
264:    // 中央以外をランダムにサンプリング（ガウス型）
265:    sig = fwhm / (2 * sqrt(2 * log(2.0)));   // 半値幅から標準偏差への変換
266:    is = (int)(ny*nz*ar);
267:    for (i = 1; i < is; i++)
268:    {
269:       double dy = gasdev(&idum);     // y方向：ガウス乱数（μ=0，σ=1）
270:       double dz = gasdev(&idum);     // z方向：ガウス乱数（μ=0，σ=1）
271:       int iy = (int)(ny*sig*dy + ny / 2);
272:       int iz = (int)(nz*sig*dz + ny / 2);
273:
274:       if (iy < 0 || iy > ny - 1 || iz < 0 || iz > nz - 1)   // 範囲外なら処理を戻す
275:       {
276:          i--;
277:       }
278:       else if (vdr[iz*nx*ny + iy*nx + nx / 2] == 0.0)   // 中心の値が 0 の場合
279:       {
280:          for (j = 0; j < nx; j++)
281:          {
282:             imr[iz*nx*ny + iy*nx + j] = fr1[iz*nx*ny + iy*nx + j];
283:             imi[iz*nx*ny + iy*nx + j] = fi1[iz*nx*ny + iy*nx + j];
284:             vdr[iz*nx*ny + iy*nx + j] = 1;
285:          }
286:       }
287:       else   // 値がすでに入っていたら処理を戻す
288:       {
289:          i--;
290:       }
291:    }
292:
293:    // PDF の計算
294:    sig2 = 2 * ny*nz*sig*sig;   // 2σ^2 の計算（ガウス関数用）
295:    for (i = 0; i < nz; i++)
296:    {
297:       double z = nz / 2 - i;
298:       for (j = 0; j < ny; j++)
299:       {
300:          double y = ny / 2 - j;
301:          double r = sqrt(y*y + z*z);
302:          double p = exp(-r*r / sig2);
303:          for (k = 0; k < nx; k++)
304:          {
```

```
305:            pdf[i*nx*ny + j*nx + k] = p;
306:        }
307:     }
308: }
309:
310:   // データ領域の開放
311:   free(fr1);
312:   free(fi1);
313: }
314:
315: // sidelobe-to-peak ratio (SPR) の最大値 (i ≠ j) を求める
316: double spr_max(double *img, int size)
317: // double   *img;   // 画像データ
318: // int      size;   // データ数
319: {
320:   int     i;
321:   double  m0, m1;
322:
323:   // 最大値と 2 番目の値を求める
324:   m0 = m1 = img[0];
325:   for (i = 1; i < size; i++)
326:   {
327:      if (m0 < img[i])
328:      {
329:         m1 = m0;
330:         m0 = img[i];
331:      }
332:   }
333:
334:   // SPR の最大値 (i ≠ j) を計算する
335:   return  fabs(m1 / m0);
336: }
337:
338: // sidelobe-to-peak ratio(SPR) の平均 (i ≠ j) を求める
339: double spr_ave(double *img, int size, int point)
340: // double   *img;   // 画像データ
341: // int      size;   // データ数
342: // int      point;  // 点の位置
343: {
344:   int     i;
345:   double  sum;
346:
347:   // 合計を計算する
348:   sum = 0;
349:   for (i = 1; i < size; i++)
350:   {
351:      if (i == point)  continue; // 点の値は加えない
352:      sum += img[i];
353:   }
354:
355:   // SPR の平均 (i ≠ j) を計算する
356:   return  sum / ((size - 1)*img[point]);
357: }
358:
359: // sidelobe-to-peak ratio(SPR) の標準偏差 (i ≠ j) を求める
360: double spr_sgm(double *img, int size, int point)
361: // double   *img;   // 画像データ
362: // int      size;   // データ数
363: // int      point;  // 点の位置
364: {
365:   int     i;
366:   double  ave, var;
```

```
367:
368:    // SPR の平均を計算する
369:    ave = spr_ave(img, size, point);
370:
371:    // SPR の分散を計算する
372:    var = 0;
373:    for (i = 1; i < size; i++)
374:    {
375:       if (i == point)  continue; // 点の値は加味しない
376:       var += pow(img[i] / img[point] - ave, 2.0);
377:    }
378:    var /= (size - 1);
379:
380:    // SPR の標準偏差 (i ≠ j) を計算する
381:    return  sqrt(var);
382: }
383:
384: // 1 次元の FWHM を求める
385: double fwhm_1d(double *fx, int size)
386: // double  *fx;    // 1 次元データ
387: // int     size;   // データ数
388: {
389:    int     i, mx;
390:    double  max, dx, fw0, fw1, hv;
391:
392:    // 最大値とその座標を求める
393:    max = fx[0];
394:    for (i = 1; i < size; i++)
395:    {
396:       if (max < fx[i])
397:       {
398:          max = fx[i];
399:          mx = i;
400:       }
401:    }
402:
403:    // 最大値の半値を求める
404:    hv = max / 2;
405:
406:    // 最大値から左側の半値位置を求める
407:    for (i = mx; fx[i] > hv && i > 0; i--)
408:       ;
409:    if (fx[i + 1] == fx[i]) dx = 0.5;
410:    else dx = (hv - fx[i]) / (fx[i + 1] - fx[i]);
411:    fw0 = i + dx;
412:
413:    // 最大値から右側の半値位置を求める
414:    for (i = mx; fx[i] > hv && i < size - 1; i++)
415:       ;
416:    if (fx[i - 1] == fx[i]) dx = 0.5;
417:    else dx = (fx[i - 1] - hv) / (fx[i - 1] - fx[i]);
418:    fw1 = i - 1 + dx;
419:
420:    return  fw1 - fw0;
421: }
422:
423: // x 方向の FWHM を求める
424: double fwhm_2dx(double *img, int nx, int ny)
425: // double  *img;   // 画像データ
426: // int     nx;     // 画像の幅（x 方向）
427: // int     ny;     // 画像の高さ（y 方向）
428: {
```

```
429:    int      i, j;
430:    double   *imx;
431:
432:    imx = (double *)malloc((size_t)nx*sizeof(double));
433:
434:    for (j = 0; j < nx; j++)
435:    {
436:       imx[j] = 0;
437:       for (i = 0; i < ny; i++)
438:       {
439:          imx[j] += img[i*nx + j];
440:       }
441:    }
442:    return fwhm_1d(imx, nx);
443: }
444:
445: // y 方向の FWHM を求める
446: double fwhm_2dy(double *img, int nx, int ny)
447: // double   *img;    // 画像データ
448: // int      nx;      // 画像の幅（x 方向）
449: // int      ny;      // 画像の高さ（y 方向）
450: {
451:    int      i, j;
452:    double   *imy;
453:
454:    imy = (double *)malloc((size_t)nx*sizeof(double));
455:
456:    for (i = 0; i < ny; i++)
457:    {
458:       imy[i] = 0;
459:       for (j = 0; j < nx; j++)
460:       {
461:          imy[i] += img[i*nx + j];
462:       }
463:    }
464:    return fwhm_1d(imy, ny);
465: }
```

```
 1:    /*   106tv.c   */
 2:
 3:    /* --- プログラムの説明 ---
 4:      TV(Total Variation)と評価関数 f の関数
 5:
 6:      // TV(Total Variation)の計算
 7:      void calc_tv(double *atv, double *img, int nx, int ny)
 8:
 9:      // ∇ TV(Total Variation)の計算
10:      void nabla_tv(double *ntv, double *img, int nx, int ny)
11:
12:      // 評価関数 f の計算
13:      double calc_f(double *mr0, double *mi0, int nx, int ny, int wi, int dp,
       double r1, double r2)
14:
15:      // 評価関数 f の勾配の計算
16:      void nabla_f(double *gr, double *gi, double *mr0, double *mi0, int nx, int
       ny, int wi, int dp, double r1, double r2)
17:
18:      // ウェーブレット変換を利用した Ψ*W － 1Ψm の計算
19:      void cs_wavelet(double *img, double *imi, int nx, int ny, int wi, int dp)
20:
21:    */
22:
23:    #define _CRT_SECURE_NO_WARNINGS
24:    #include <stdio.h>
25:    #include <stdlib.h>
26:    #include <math.h>
27:
28:    // TV(Total Variation)の計算
29:    void calc_tv(double *atv, double *img, int nx, int ny)
30:    // double    *atv;    // TV データ
31:    // double    *img;    // 画像データ
32:    // int       nx;      // 画像の幅
33:    // int       ny;      // 画像の高さ
34:    {
35:    int      i, j, k, x[3], y[3];
36:    double   fil[9], tv;
37:
38:    // TV の計算
39:    for (i = 0; i < ny; i++)
40:    {
41:       for (j = 0; j < nx; j++)
42:       {
43:          x[0] = (j + nx - 1) % nx;
44:          x[1] = j;
45:          x[2] = (j + 1) % nx;
46:          y[0] = (i + ny - 1) % ny;
47:          y[1] = i;
48:          y[2] = (i + 1) % ny;
49:          for (k = 0; k < 9; k++)
50:             fil[k] = img[y[k / 3] * nx + x[k % 3]];
51:          tv = sqrt((fil[5] - fil[4])*(fil[5] - fil[4]) + (fil[7] - fil[4])*(fil[7]
       - fil[4])));
52:
53:          atv[i*nx + j] = tv;
54:       }
55:    }
56:
57:    }
58:
59:    // ∇ TV(Total Variation)の計算
```

```
60: void nabla_tv(double *ntv, double *img, int nx, int ny)
61: // double   *ntv;    // ∇ TV データ
62: // double   *img;    // 画像データ
63: // int      nx;      // 画像の幅
64: // int      ny;      // 画像の高さ
65: {
66: int     i, j, k, x[3], y[3];
67: double  fil[9], tv, ep = 1e-4;
68: double  beta = 0.01;
69:
70:   // ∇ TV の計算
71:   for (i = 0; i < ny; i++)
72:   {
73:     for (j = 0; j < nx; j++)
74:     {
75:       x[0] = (j + nx - 1) % nx;
76:       x[1] = j;
77:       x[2] = (j + 1) % nx;
78:       y[0] = (i + ny - 1) % ny;
79:       y[1] = i;
80:       y[2] = (i + 1) % ny;
81:       for (k = 0; k < 9; k++)
82:         fil[k] = img[y[k / 3] * nx + x[k % 3]];
83:       tv = (fil[4] - fil[3]) / sqrt((fil[4] - fil[3])*(fil[4] - fil[3]) + (fil[6] - fil[3])*(fil[6] - fil[3]) + ep*ep)
84:          + (fil[4] - fil[1]) / sqrt((fil[2] - fil[1])*(fil[2] - fil[1]) + (fil[4] - fil[1])*(fil[4] - fil[1]) + ep*ep)
85:          - (fil[5] + fil[7] - 2 * fil[4]) / sqrt((fil[5] - fil[4])*(fil[5] - fil[4]) + (fil[7] - fil[4])*(fil[7] - fil[4]) + ep*ep);
86:
87:       ntv[i*nx + j] = beta*tv;
88:     }
89:   }
90: }
91:
92: // 評価関数 f の計算
93: double calc_f(double *mr0, double *mi0, double *imr, double *imi, int nx, int ny, int wi, int dp, double r1, double r2)
94: // double   *mr0;    // 画像データ（実部）
95: // double   *mi0;    // 画像データ（虚部）
96: // double   *imr;    // 原画像データ（実部）
97: // double   *imi;    // 原画像データ（虚部）
98: // int      nx;      // 画像の幅
99: // int      ny;      // 画像の高さ
100: // int      wi;     // Wavelet index
101: // int      dp;     // 多重解像度解析の深さ
102: // double   r1;     // L1 ノルムの重み付け係数
103: // double   r2;     // TV の重み付け係数
104: {
105: int     i;
106: double  a2, a1, tv;
107: double  *m1r, *m1i, *tvr, *tvi;
108: void fft2d(int, double *, double *, int, int);
109: void wavelet_2d(double *, int, int, int, int);
110:
111: m1r = (double *)malloc((size_t)nx*ny*sizeof(double));
112: m1i = (double *)malloc((size_t)nx*ny*sizeof(double));
113: tvr = (double *)malloc((size_t)nx*ny*sizeof(double));
114: tvi = (double *)malloc((size_t)nx*ny*sizeof(double));
115:
116: /*** ||Fum-y||2^2 L2 ノルム ******************/
117: for (i = 0; i < nx*ny; i++)
```

```
118:    {
119:       m1r[i] = mr0[i];
120:       m1i[i] = mi0[i];
121:    }
122:    fft2d(1, m1r, m1i, nx, ny);
123:    a2 = 0;
124:    for (i = 0; i < nx*ny; i++)
125:    {
126:       if (imr[i] != 0.0)
127:       {
128:          a2 += (m1r[i] - imr[i])*(m1r[i] - imr[i]);
129:          a2 += (m1i[i] - imi[i])*(m1i[i] - imi[i]);
130:       }
131:    }
132:    /*********************************************/
133:
134:    /*** ||Ψm||1 L1 ノルム *********************/
135:    a1 = 0;
136:    if (r1 != 0.0)
137:    {
138:       for (i = 0; i < nx*ny; i++)
139:       {
140:          m1r[i] = mr0[i];
141:          m1i[i] = mi0[i];
142:       }
143:       wavelet_2d(m1r, nx, ny, wi, dp);
144:       wavelet_2d(m1i, nx, ny, wi, dp);
145:       for (i = 0; i < nx*ny; i++)
146:       {
147:          a1 += sqrt(m1r[i] * m1r[i] + m1i[i] * m1i[i]);
148:       }
149:    }
150:    /*********************************************/
151:
152:    /*** TV(m) TV項 ****************************/
153:    tv = 0;
154:    if (r2 != 0.0)
155:    {
156:       calc_tv(tvr, mr0, nx, ny);
157:       calc_tv(tvi, mi0, nx, ny);
158:       for (i = 0; i < nx*ny; i++)
159:       {
160:          tv += sqrt(tvr[i] * tvr[i] + tvi[i] * tvi[i]);
161:       }
162:    }
163:    /*********************************************/
164:
165:    free(m1r);
166:    free(m1i);
167:    free(tvr);
168:    free(tvi);
169:
170:    // ||Fum-y||2^2 + λ1||Ψm||1 + λ2TV(m)
171:    return a2 + r1*a1 + r2*tv;
172: }
173:
174: // 評価関数 f の勾配の計算
175: void nabla_f(double *gr, double *gi, double *mr0, double *mi0, double *imr,
     double *imi, int nx, int ny, int wi, int dp, double r1, double r2)
176: // double *gr;    // 勾配データ（実部）
177: // double *gi;    // 勾配データ（虚部）
178: // double *mr0;   // 画像データ（実部）
```

```
179: // double   *mi0;         // 画像データ（虚部）
180: // double   *imr;         // 原画像データ（実部）
181: // double   *imi;         // 原画像データ（虚部）
182: // int      nx;           // 画像の幅
183: // int      ny;           // 画像の高さ
184: // int      wi;           // Wavelet index
185: // int      dp;           // 多重解像度解析の深さ
186: // double   r1;           // L1 ノルムの重み付け係数
187: // double   r2;           // TV の重み付け係数
188: {
189:   int     i;
190:   double  *mr1, *mi1, *mr2, *mi2, *mr3, *mi3;
191:   void    fft2d(int, double *, double *, int, int);
192:   void    cs_wavelet(double *, double *, int, int, int, int);
193:
194:   mr1 = (double *)malloc((size_t)nx*ny*sizeof(double));
195:   mi1 = (double *)malloc((size_t)nx*ny*sizeof(double));
196:   mr2 = (double *)malloc((size_t)nx*ny*sizeof(double));
197:   mi2 = (double *)malloc((size_t)nx*ny*sizeof(double));
198:   mr3 = (double *)malloc((size_t)nx*ny*sizeof(double));
199:   mi3 = (double *)malloc((size_t)nx*ny*sizeof(double));
200:   for (i = 0; i < nx*ny; i++)
201:   {
202:     mr1[i] = mr0[i];
203:     mi1[i] = mi0[i];
204:     mr2[i] = mr0[i];
205:     mi2[i] = mi0[i];
206:     mr3[i] = 0;
207:     mi3[i] = 0;
208:   }
209:
210:   /*** Fu*(Fum － y) の計算  *******************/
211:   // Fum
212:   fft2d(1, mr1, mi1, nx, ny);
213:
214:   // Fum-y
215:   for (i = 0; i < nx*ny; i++)
216:   {
217:     if (imr[i] != 0.0)
218:     {
219:       mr1[i] -= imr[i];
220:       mi1[i] -= imi[i];
221:     }
222:     else
223:     {
224:       mr1[i] = 0;
225:       mi1[i] = 0;
226:     }
227:   }
228:
229:   // Fu*
230:   fft2d(-1, mr1, mi1, nx, ny);
231:
232:   for (i = 0; i < nx*ny; i++)
233:   {
234:     gr[i] = 2 * mr1[i];
235:     gi[i] = 2 * mi1[i];
236:   }
237:   /*******************************************/
238:
239:   /*** Ψ*w － 1Ψm の計算  *******************/
240:   if (r1 != 0.0)
```

```
241:    {
242:        cs_wavelet(mr2, mi2, nx, ny, wi, dp);
243:
244:        for (i = 0; i < nx*ny; i++)
245:        {
246:            gr[i] += r1*mr2[i];
247:            gi[i] += r1*mi2[i];
248:        }
249:    }
250:    /*********************************************/
251:
252:    /***  ∇TV(m) の計算  ***********************/
253:    if (r2 != 0.0)
254:    {
255:        nabla_tv(mr3, mr0, nx, ny);
256:        nabla_tv(mi3, mi0, nx, ny);
257:
258:        for (i = 0; i < nx*ny; i++)
259:        {
260:            gr[i] += r2*mr3[i];
261:            gi[i] += r2*mi3[i];
262:        }
263:    }
264:    /*********************************************/
265:
266:    free(mr1);
267:    free(mi1);
268:    free(mr2);
269:    free(mi2);
270:    free(mr3);
271:    free(mi3);
272: }
273:
274: // ウェーブレット変換を利用した Ψ*w − 1Ψm の計算
275: void cs_wavelet(double *img, double *imi, int nx, int ny, int wi, int dp)
276: // double   *img;   // 画像データ（実部）
277: // double   *imi;   // 画像データ（虚部）
278: // int      nx;     // 画像の幅
279: // int      ny;     // 画像の高さ
280: // int      wi;     // Wavelet index
281: // int      dp;     // 多重解像度解析の深さ
282: {
283:    int      i;
284:    double   mu = 1e-6;
285:    void wavelet_2d(double *, int, int, int, int);
286:    void wavelet_2d_inv(double *, int, int, int, int);
287:
288:    // 多重解像度解析
289:    wavelet_2d(img, nx, ny, wi, dp);
290:    wavelet_2d(imi, nx, ny, wi, dp);
291:
292:    //
293:    // Wavelet 画像に処理を施す
294:    //
295:    for (i = 0; i < nx*ny; i++)
296:    {
297:        img[i] *= 1 / sqrt(img[i] * img[i] + imi[i] * imi[i] + mu);
298:        imi[i] *= 1 / sqrt(img[i] * img[i] + imi[i] * imi[i] + mu);
299:    }
300:
301:    // 多重解像度逆解析
302:    wavelet_2d_inv(img, nx, ny, wi, dp);
```

```
303:    wavelet_2d_inv(imi, nx, ny, wi, dp);
304: }
```

〔参考にさせていただいた論文，書籍，解説論文〕

1) Candès E, Romberg J, Tao T: Robust uncertainty principles; Exact signal reconstruction from highly incomplete frequency information. IEEE Trans Inf Theory, 52: 489-509, 2006.
2) Donoho D: Compressed sensing. IEEE Trans Inf Theory, 52: 1289-1306, 2006.
3) Foucart S, Rauhut H: A mathematical introduction to compressed sensing. Springer, New York 2013.
4) Eldar YC, Kutyniok G, eds: Compressed sensing. Theory and applications. Cambridge, New York 2012.
5) Elad M: Sparse and redundant representations. From theory to applications in signal and image processing. Springer, New York 2010.
6) Placidi G: MRI Essentials for innovative technologies. CRS Press, New York, 2012.
7) 富岡亮太：スパース性に基づく機械学習（機械学習プロフェッショナルシリーズ）．講談社，2015.
8) 田中利幸：圧縮センシングの数理．電子情報通信学会 基礎・境界ソサイエティ Fundamental Review, 4: 39-47, 2010.
9) 和田山正：圧縮センシングにおける完全再現十分条件について．日本神経回路学会誌, 17: 63-69, 2010.
10) 三村和史：圧縮センシング─疎情報の再構成とそのアルゴリズム─．数理解析研究所講究録, 1803: 26-56, 2012.
11) Lustig M, Donoho DL, Pauly JM, Sparse MRI: The application of compressed sensing for rapid MR imaging. Magn. Reson., Med, 58: 118-1195, 2007.
12) Lustig M, Donoho DL, Santos JM, Pauly JM: Compressed sensing MRI. IEEE Signal Processing Magazine, 25: 72-82, 2008.
13) Lustig M, SparseMRI V0.2. http://people.eecs.berkeley.edu/~mlustig/index.html. EE369C, Autumn 2007 Medical Image Reconstruction, pp 1-5.
14) 伊藤聡志，山田芳文：フレネル変換の複式解法を利用したMR映像のSNR改善法．Med Imag Tech, 19: 355-369, 2001.
15) 宮本弘治，伊藤聡志，山田芳文：FRABAS変換を用いたMR画像の圧縮センシングに関する検討．電信情報通信学会技術研究報告．MI, 医用画像, 110: 51-55, 2010.
16) 小久保潤，伊藤聡志，山田芳文：圧縮センシングを導入したMR高速撮像におけるGPU利用による再構成の高速化．Med Imag Tech, 30: 115-122, 2012.
17) 伊藤聡志，斉藤文彦，荒井博俊，他：GPUを用いた三次元MRI圧縮センシング再構成の高速化．Med Imag Tech, 31: 167-175, 2013.
18) 朝比奈諒，園川龍也，山本悦治：圧縮センシングによるMRI画像シミュレータの高速化．Med Imag Tech, 32: 212-221, 2014.
19) 朝比奈諒，園川龍也，藤居昭吾・他：拡散強調MRIシミュレータに適用した圧縮センシングにおけるSNRの再現性．電子情報通信学会論文誌, J98-D: 319-327, 2015.
20) 園川龍也，山本悦治：圧縮センシング適用MRIにおける位相エンコード選択法の画像シミュレータによる評価．Med Imag Tech, 34: 106-115, 2016.
21) 齋藤俊輝，町田好男，宮本宏太，他：圧縮センシングMRアンギオグラフィにおける血管描出

能の評価―数値ファントムモデルによる検討―．日本放射線技術学会誌, 71: 1080-1089, 2015.
22) 町田好男，森一生：MRI 高速撮像の進展～画像化の原理から圧縮センシングまで～．医用画像情報学会雑誌, 30: 7-11, 2013.
23) 田中利幸：MRI におけるスパースさを利用した画像再構成．Med Imag Tech, 32: 182-187, 2014.
24) 玉田大輝：圧縮センシングを用いた MR 高速撮像法．医学物理, 35, Sup. 4: 29-37, 2015.
25) Shepp LA, Logan BF: The Fourier reconstruction of a head section. IEEE Trans Nucl Sci, 21: 21-43, 1974.
26) 金谷健一：これなら分かる応用数学教室　最小二乗法からまでウェーブレット．共立出版, 2003.
27) Cocosco CA, Kollokian V, Kwan RK-S, et al.: "Brainweb: Online interface to a 3D MRI simulated brain database." NeuroImage 5: s425, 1997, available at http://www.bic.mni.mcgill.ca/brainweb.
28) Rudin L, Osher S, Fatemi E: Non-linear total variation noise removal algorithm. Phys D, 60: 259-268, 1992.
29) Sidky EY, Pan X: Image reconstruction in circular cone-beam computed tomography by constrained, total variation minimization. Phys Med Biol, 53: 4777-4807, 2008.
30) Beck A, Teboulle M: Fast gradient-based algorithms for constrained total variation image denoising and deblurring problems. IEEE Transaction on Image Processing, 18: 2419-2434, 2009.
31) Beck A, Teboulle M: A fast iterative shrinkage-thresholding algorithm for linear inverse problems. SIAM Journal on Imaging Sciences, 2: 183-202, 2009.
32) Huang J, Zhang S, Dimitris M: Efficient MR image reconstruction for compressed MR imaging. Medical Image Analysis, 15: 670-679, 2011.
33) 篠原広行，橋本雄幸：直交座標サンプリングを用いた2次元圧縮センシング MRI―計算機シミュレーション実験による検討．医学物理, 36 Sup.1: 174, 2016.
34) 篠原広行，橋本雄幸：極座標サンプリングを用いた2次元圧縮センシング MRI―計算機シミュレーション実験による検討．医学物理, 36 Sup.1: 175, 2016.
35) 篠原広行，橋本雄幸：圧縮センシング MRI 学習支援ツールの開発．医学物理, 36 Sup.1: 176, 2016.
36) Press WH, Teukolsky SA, Vetterling WT, et al. 著，丹慶勝市，佐藤俊郎，奥村晴彦・他訳：ニューメリカルレシピ・イン・シー日本語版―C 言語による数値計算のレシピ．技術評論社, 1999.

※ 文献27）の MR 画像をダウンロード後，256×256 画素の実験用頭部 T1 強調画像，T2 強調画像，プロトン密度強調画像を C 言語で作成する手順に慣れていない読者は下記拙著を参考にしてください．
37) 篠原広行，伊藤　猛，橋本雄幸：医用画像位置合わせの基礎．医療科学社, 2011.

索 引

〔あ〕

圧縮センシング MRI ……………………… 3
圧縮率 ……………………………………… 67
アンダーサンプリング …………………… 3
位相エンコード …………………………… 7
位相のずれ ………………………………… 7
インコヒーレント ………………………… 21
ウェーブレット変換 ……………………… 33
折り返しアーチファクト ………………… 20

〔か〕

干渉性 ……………………………………… 21
観測行列 …………………………………… 13
観測データの割合 ………………………… 13
疑似 2 次元ランダムサンプリング ……… 13
疑似 L1 正則化関数 ……………………… 57
共役勾配法 ………………………………… 67
グローバル変数 …………………………… 36
高域成分 …………………………………… 38
拘束条件 …………………………………… 14
拘束付き最適化 …………………………… 48
拘束なし最適化 …………………………… 48
コヒーレント ……………………………… 21

〔さ〕

最小 2 乗法 ………………………………… 14
サブバンド分解 …………………………… 38
サンプリング間隔 ………………………… 18
サンプリング周期 ………………………… 18
サンプリング周波数 ……………………… 50
閾値処理 …………………………………… 43
磁気回転比 ………………………………… 4
収集率 ……………………………………… 13
自由誘導減衰 ……………………………… 4
信号の漏れ ………………………………… 3
信号密度（または疎性） ………………… 67
スケーリング関数 ………………………… 34

スパース画像 ……………………………… 13
スパース性 ………………………………… 3
スパース変換 ……………………………… 3
スピンエコー法 …………………………… 4
正則化逐次近似法 ………………………… 14
線形観測 …………………………………… 13
線積分 ……………………………………… 7
ソフト閾値関数 …………………………… 57

〔た〕

ダウンサンプリング ……………………… 38
多重解像度解析 …………………………… 38
畳み込み演算 ……………………………… 38
タップ数 …………………………………… 36
単位 Lp 球 ………………………………… 10
ツースケール関係 ………………………… 35
ツースケール数列 ………………………… 36
低域成分 …………………………………… 38
デルタ関数 ………………………………… 24
伝達点広がり関数 ………………………… 26
点広がり関数 ……………………………… 24
投影再構成法 ……………………………… 5
等間隔アンダーサンプリング …………… 48
ドベシィのウェーブレット関数 ………… 35

〔な〕

ナイキスト周波数 ………………………… 50

〔は〕

ハール関数 ………………………………… 34
バックトラック法 ………………………… 75
非干渉性な雑音 …………………………… 3
複製 ………………………………………… 18
部分フーリエ変換法 ……………………… 20
分解数列 …………………………………… 38
平均 2 乗誤差 RMSE ……………………… 79
ペナルティ ………………………………… 14

〔ま〕

マザーウェーブレット ……………………… 33
目的関数 ……………………………………… 13

〔や〕

有効視野 ……………………………………… 18
読み出し ………………………………………7

〔ら〕

ラグランジェの未定乗数法 ………………… 48
ランダムアンダーサンプリング …………… 51
ランダムサンプリング …………………………3
離散ウェーブレット逆変換 ………………… 34
離散ウェーブレット変換 …………………… 34

〔数字〕

2次元フーリエ変換法 …………………………7

〔f〕

FID ……………………………………………4
FOV ………………………………………… 18

〔H〕

H成分 ………………………………………… 38

〔I〕

incoherent ……………………………………3

〔K〕

k空間の共役対称性 ………………………… 20

〔L〕

L0ノルム ………………………………………9
L1再構成 …………………………………… 48
L1ノルム ………………………………………9
L1ノルムの微分 …………………………… 46
L2ノルム ………………………………………9
L成分 ………………………………………… 38

〔P〕

phase encoding ………………………………7
Projection onto convex（POCS）法 ………… 59
PSF ………………………………………… 24

〔R〕

read out ………………………………………7

〔S〕

Shepp-Logan ファントム …………………… 12
SPR ………………………………………… 24

〔T〕

TPSF ……………………………………… 26
TSPR ……………………………………… 26
TVノルム ………………………………… 45

著者略歴

●**篠原　広行**（しのはら　ひろゆき）

1978 年	東京都立大学大学院理学研究科博士課程修了
1978 年	昭和大学藤が丘病院放射線科
1985 年	同　講師
1995 年	同　助教授
2000 年	東京都立保健科学大学教授
2005 年	首都大学東京教授
2007 年	昭和大学医学部客員教授
2012 年	首都大学東京名誉教授

理学博士　医学博士　第1種放射線取扱主任者　第1種作業環境測定士

【研究領域】コンピュータトモグラフィを用いた生体機能解析

【主な著書】SPECT 機能画像（分筆，メジカルビュー，1998），最新臨床核医学（分筆，金原出版，1999），SPECT 画像技術の基礎（分筆，日本放射線技術学会，2001），核医学検査技術学（分筆，Ohmsha，2002），核医学画像処理（分筆，日本核医学技術学会，2010）

●**橋本　雄幸**（はしもと　たけゆき）

1994 年	筑波大学大学院工学研究科博士課程修了
1994 年	横浜創英短期大学情報処理学科　専任講師
1999 年	同　助教授
2004 年	横浜創英短期大学情報学科助教授
2008 年	同　教授
2012 年	横浜創英大学こども教育学部教授
2016 年	杏林大学保健学部診療放射線技術学科教授

工学博士

【研究領域】コンピュータトモグラフィを用いた生体機能および材料の非破壊解析

【主な著書】非破壊検査ハンドブック（分筆，日本非破壊検査協会編，1993），SPECT 画像技術の基礎（分筆，日本放射線技術学会，2001），核医学検査技術学（分筆，Ohmsha，2002），C 言語による画像再構成の基礎（共著，医療科学社，2006），SPECT 画像再構成の基礎（共著，医療科学社，2006），MRI 画像再構成の基礎（共著，医療科学社，2007），Excel による画像再構成入門（共著，医療科学社，2007），核医学画像処理（分筆，日本核医学技術学会，2010），医用画像位置合わせの基礎（共著，医療科学社，2011），MRI とフーリエ変換（共著，医療科学社，2012），コーンビーム CT 画像再構成の基礎（共著，医療科学社，2013），C 言語による画像再構成入門—フーリエ変換の基礎と応用（共著，医療科学社，2014），C 言語による画像再構成入門—トモシンセシスから3次元ラドン逆変換まで（共著，医療科学社，2014）

【画像再構成シリーズ】
圧縮センシング MRI の基礎

価格はカバーに表示してあります

2016 年 6 月 29 日　第一版 第 1 刷 発行

著　者	篠原　広行・橋本　雄幸 ©
発行人	古屋敷　信一
発行所	株式会社 医療科学社
	〒113-0033　東京都文京区本郷 3–11–9
	TEL 03（3818）9821　FAX 03（3818）9371
	ホームページ　http://www.iryokagaku.co.jp

ISBN978-4-86003-479-5　　　　（乱丁・落丁はお取り替えいたします）

本書の複製権・翻訳権・上映権・譲渡権・公衆送信権（送信可能化権を含む）は（株）医療科学社が保有します。

JCOPY ＜（社）出版者著作権管理機構 委託出版物＞

本書の無断複写は著作権法上での例外を除き，禁じられています。複写される場合は，そのつど事前に（社）出版者著作権管理機構（電話 03-3513-6969，FAX 03-3513-6979，e-mail: info@jcopy.or.jp）の許諾を得てください。